W0189208

Nosodenpräparate

in der

Antihomotoxischen

Medizin

Die Autoren haben größte Sorgfalt darauf verwandt, die Darstellung der therapeutischen Möglichkeiten dem aktuellen Wissens- und Erfahrungsstand anzupassen. Da die Wirksamkeit eines Medikamentes oder Behandlungsverfahrens jedoch ein rein individuelles Phänomen ist, stellen kollektive Empfehlungen nur eine grobe Leitlinie dar. Der Leser ist deshalb verpflichtet, die aufgeführten Mittel und Verfahren in eigener Verantwortung hinsichtlich der individuellen Indikation und Dosierung zu überprüfen.

Geschützte Warenzeichen sind nicht immer besonders kenntlich gemacht. Die Wiedergabe von Gebrauchsnamen, Handelsnamen und Warenbezeichnungen berechtigen auch ohne besondere Kennzeichnung nicht zu der Annahme, dass solche Namen im Sinne der Warenzeichen- und Markenschutzgesetzgebung als frei zu betrachten sind und daher benutzt werden dürfen.

Nosodenpräparate in der Antihomotoxischen Medizin

Dagmar Lanninger-Bolling

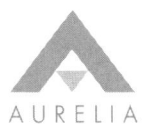

AURELIA

Dr. med. Dagmar Lanninger-Bolling
Königsteiner Straße 51
65812 Bad Soden

Bibliografische Information Der Deutschen Bibliothek
Die Deutsche Bibliothek verzeichnet diese Publikation in der
Deutschen Nationalbibliografie; detaillierte bibliografische Daten
sind im Internet über http://dnb.ddb.de abrufbar.

Alle Rechte, auch die des Nachdrucks, der Wiedergabe in jeder
Form und der Übersetzung, behalten sich Urheber und Verleger
vor. Kein Teil dieses Werkes darf ohne schriftliche Einwilligung
des Verlages in irgendeiner Form (Fotokopie, Mikrofilm oder ein
anderes Verfahren) reproduziert oder unter Verwendung elektro-
nischer Systeme verarbeitet, vervielfältigt oder verbreitet werden.

3., aktualisierte Auflage 2002
ISBN 3-922907-93-8
© 1997, 2002 Aurelia-Verlag GmbH
Bahnackerstraße 16, 76532 Baden-Baden
info@aurelia-verlag.de
www.aurelia-verlag.de

Satz: Konkordia, Bühl
Druck: Franz W. Wesel, Druckerei und Verlag, Baden-Baden
Printed in Germany

Inhaltsverzeichnis

I.Einleitung   7

II. Historische Übersicht   9

III. Definition von Nosoden   15
  1. Ausgangsmaterial   15
  2. Praxisbewährte Auto-Nosoden   16
  3. Gruppen von Hetero-Nosoden   20
  4. Auswahlprinzip der Nosoden   21
  5. Herstellungsvorschriften   22
  6. Sterilitätsvorschriften   24
  7. Verdünnungen   24
  8. Qualitätssicherung   25

IV. Wirkungsmechanismus (Theorie nach Dr. Reckeweg) 27

V. Therapeutische Methodenwahl   29

VI. Indikationen für eine Nosodentherapie   31

VII. Dosierungshinweise   33

VIII. Nosodenpräparate im Rahmen der
Elektroakupunkturtestung nach Voll   37

IX. Veterinärmedizinische Aspekte der
Nosodenbehandlung   45

X. Abgrenzung der Nosoden- und Impftherapie   47
  1. Impffähigkeit bei allergischen Kindern   50
  2. Was ist zur sogenannten homöopathischen
    Impfung zu sagen?   50

XI. Wie sicher sind homöopathische Nosodenzubereitungen? **53**
1. Sicherheit in Bezug auf die Übertragung von HI-Viren 53
2. Sicherheit in Bezug auf die Übertragung von BSE 55

XII. Therapie mit Nosoden **59**
1. Kasuistiken 59
  1.1 Fall 1: Parainfektiöses Rheumatoid 59
  1.2 Fall 2: Colitis ulcerosa 62
  1.3 Fall 3: Rezidivierende Streptokokken-Angina 63
  1.4 Fall 4: Colitis ulcerosa, Psychosomatose 65
  1.5 Fall 5: Verdacht auf Impfschaden 66
2. Therapievorschläge 68
  2.1 Chronisch-rezidivierende Tonsillitis oder tonsillenbedingte Herdbelastung 68
  2.2 Chronische Sinusitis oder sinugenbedingte Herdbelastung 69
  2.3 Asthma 69
  2.4 Stoffwechselstörungen 70

XIII. Schlußbetrachtung **71**

XIV. Alphabetische Präparatelisten **73**
1. Nosoden 73
2. Homöopathisierte Allopathika 99

XV. Literaturverzeichnis **100**

XVI. Stichwortverzeichnis **105**

I. Einleitung

Eine veränderte Umweltsituation kann nicht ohne Einfluß auf unsere Gesundheit bleiben. Wir stehen in der heutigen Zeit unter zunehmender Langzeit(ein)wirkung von Fremdstoffen und Schadstoffen verschiedenster Art. Auch übertriebene Verabreichungen von Medikamenten belasten das Immunsystem, wirken als Stressoren und beeinträchtigen und blockieren neurohumorale Reaktionen und energetische Potentiale.

In einer Zeit, in der Antibiotika und Chemotherapeutika ständig an Wirkung gegenüber resistent gewordenen Krankheitserregern verlieren und in der gleichzeitig das Bewußtsein der Menschen sich wandelt, kommt dem Einsatz homöopathischer Arzneimittel eine steigende Bedeutung zu.

Unser Augenmerk muß vor allem auf die körpereigenen Abwehrkräfte gerichtet werden, die durch Toxine aller Art blockiert werden. Die therapeutische Anwendung biologischer Heilmittel erfordert eine differenzierte Betrachtung.

Mittels bioelektronischer Funktionsmessungen gelingt es, Einblicke in das energetische Geschehen des menschlichen Organismus zu gewinnen. Die Ergebnisse bioenergetischer Regulationsverfahren (z.B. EAP nach Voll) weisen eindeutig darauf hin, daß in subklinischen Stadien, das heißt, wenn noch keine Befunde mit den derzeitig bekannten diagnostischen Maßnahmen erhoben werden können, betroffene Organe oder Organsysteme bereits stark belastet sein können und vielfältige Beschwerden der Patienten ihre Erklärung finden. Diese Reizzustände können momentan mit energetischen Störungen elektromagnetischer Art gedeutet werden.

In diesen Zusammenhang ist auch die Möglichkeit einer biologischen Ausleitung mit Hilfe einer Nosodenbehandlung einzuordnen.

II. Historische Übersicht

Der Begriff Nosode stammt aus dem Griechischen und bedeutet „das Krankhafte".

Schon in der Mythologie begegnen wir dem geheimnisvollen Prinzip der Heilwirkung von Nosoden. Der Heilgott *Achill* hatte eine Waffe, die sowohl verwunden als auch heilen konnte. Mit dieser Lanze hatte *Achill* einst Telephos verletzt. Selbst die prominentesten griechischen Ärzte waren nicht in der Lage, die Wunde ihres Königs zu heilen. Schließlich wurde das Orakel des *Apoll* befragt. Die Antwort offenbarte das Geheimnis der Heilung:

„Der die Wunde schlug, heilt sie auch!"

Auf Anraten von *Odysseus* schabten die Ärzte Rost vom Speer des *Achill* und streuten ihn auf die Wunde, die in wenigen Stunden heilte.

Viele Jahrhunderte später begegnen wir dem gleichen Heilprinzip in der *Parsifal*-Legende. Parsifal legt die zurückeroberte Lanze dem Fischerkönig *Amfortas* in seine Wunde. Er spricht das Geheimnis der Heilung aus, indem er sagt:

„Es schließt die Wunde der Speer nur, der sie schlug."

Heilung scheint also an der Verursachung des Unheils anzuknüpfen.

Im Griechischen haben wir interessanterweise in dem Begriff Pharmakon die Ambivalenz von Gift und Heilmittel enthalten, denn dieses Wort wurde für beide Bedeutungen gebraucht. Auch *Paracelsus* formuliert die Ambivalenz zwischen Gift und Heilmittel in seinem bekannten Wort:

„Solu dosis fazit venenum."

Damit aber ein Gift zum Heilmittel wird, muß es einem „Verfeinerungsprozeß" unterzogen werden. *Odysseus* gab den weisen Rat, etwas Rost – die erhöhte, durch Sauerstoff potentere Form der eisernen Waffe – in die Wunde einzubringen. Dieser Prozeß der Verfeinerung und Wirkungsverstärkung wurde im Mittelalter durch die spagyrischen Zubereitungen verwirklicht, *Hahnemann* schuf mit seinen Potenzierungsverfahren die Möglichkeit der notwendigen Veränderung, um aus einem Gift ein Heilmittel entstehen zu lassen.

Im Arndt-Schulzschen Gesetz wurde diese Ambivalenz einer Substanz in Form des Gesetzes der Umkehrwirkung naturwissenschaftlich bestätigt. Arndt und Schulz formulierten dies folgendermaßen:

- ► Kleine Reize fachen die Lebenstätigkeit an,
- ► mittelstarke Reize fördern sie,
- ► starke Reize hemmen sie und
- ► stärkste Reize heben sie auf.

Die historische Übersicht in Tabelle 1 zeigt die Entwicklung der Nosodentherapie auf.

Schon *Hippokrates,* der an der Entstehung der westlichen Medizin maßgeblich beteiligt war, gibt eine Indikation der sogenannten Isotherapie, wenn er schreibt: *„Vomitus vomitu curantur."*

Auch aus der chinesischen Medizin ist bekannt, daß hier noch früher, nämlich ca. 800 v. Chr. eine Art vorbeugende Impfung angewandt wurde, indem man die von Kranken gewonnenen Blatternsekrete aufschnupfen ließ.

Paracelsus (1494–1541) schrieb ebenfalls über die heilende Wirkung von Krankheitsstoffen. Seinen Gedankengängen folgend entstand im 15. Jahrhundert eine eigene Schule, deren bekanntester Vertreter der Engländer *Robert Fludd* war. Im 15. Jahrhundert behandelte *Fludd* Schwindsüchtige mit Verdünnungen ihres Auswurfs.

Einige hundert Jahre später, nämlich im Jahr 1796, übernahm in einer etwas abgewandelten Form, ebenfalls in England, *Edward Jenner* die Praktiken der Chinesen und verwendete Kuhpockensekret zur Pockenschutzimpfung. Es ist auffällig, daß dies in demselben Jahr geschah, in welchem *Hahnemann* sein Behandlungsprinzip (Similia similibus curentur) bekanntgab.

Chinesische Medizin	vorbeugende Impfung durch Schnupfen der Blatternsekrete (ca. 800 v. Chr.)
460–377 v. Chr. **Hippokrates**	Vomitus vomitu curantur
15. Jahrhundert **Robert Fludd**	Schwindsüchtige werden mit Verdünnungen ihres Auswurfs behandelt (Isopathie, Auto-Vakzine, Auto-Nosoden)
1796 **Edward Jenner**	Kuhpockenlymphe zur Pockenschutzimpfung = älteste aktive Immunisierung überhaupt (Fremd-Vakzine, Hetero-Vakzine, Fremd-Nosoden, Simile-Prinzip!)
1820 **Wilhelm Lux**	verwendet in der Veterinärmedizin statt eines „Similes" das potenzierte „Äquale", z.B. bei Räude und Rotz
1831 **Constantin Hering (USA)**	Nosoden werden nicht als „Äqualia", sondern als „Simillima" pathogenetisch definiert
1895 **Pater Dr. Collet** **(Mossul und Paris)**	erfolgreiche Auto-Nosodentherapie bei verschiedenen Krankheiten: „Isopathie, Methode von Pasteur auf internem Wege"
1908 **Allendy (USA)**	große Übersicht betreffend Nosoden
1965	in Frankreich ⇨ französische Pharmakopoe gibt „Visa für Nosodenpräparate" aus. „Nosoden sind Biotherapeutika" (27 Substanzen)

Tab. 1 Historische Übersicht über die Nosodentherapie

Beide Methoden wurden unabhängig voneinander in den 90er Jahren des 18. Jahrhunderts der medizinischen Öffentlichkeit vorgestellt.

Die eigentliche Behandlung mit Nosoden beginnt jedoch erst 1820 mit dem deutschen Tierarzt *Wilhelm Lux,* der die Homöopathie in die Tiermedizin einführte. Er versuchte, das Simile durch ein Äquale zu ersetzen, in dem er von an Räude beziehungsweise Rotz erkrankten Tieren das Blut beziehungsweise den Nasenschleim verarbeitete und diesen wieder applizierte. *Lux* unterschied diese Therapie mit Krankheitsprodukten von der homöopathischen Therapie und glaubte, damit

Historische Übersicht

eine neue Heilmethode gründen zu können, die er Isopathie nannte.

Etwas später, um das Jahr 1831, verwendete auch der Amerikaner *Constantin Hering* Krankheitsprodukte als Arzneimittel. Auf diesen bekannten homöopathischen Arzt geht auch die Bezeichnung Nosode zurück. Hering schlägt im Jahr 1831 vor, Krankheiten mit ihren eigenen Reaktionsprodukten zu behandeln:

„... Am leichtesten ließe sich über diese Vermutungen entscheiden durch eine Probe mit dem Kuhpockengift. Man nehme einen Tropfen Lymphe von der Kuh oder einem möglichst gesunden Rind, potenziere ihn, erforsche die Wirkung der ersten Potenzen, gebe davon an Kinder, die noch nicht geimpft sind und impfe diese dann in verschiedenen Zeiträumen..."

Herings Empfehlungen mit dem von dem griechischen Begriff **nosos** (= Krankheit) abgeleiteten Begriff Nosode sind dann bald auch von anderen Homöopathen übernommen worden.

Mit den Entdeckungen *Robert Kochs* – der Milzbrand-Bazillus wurde 1876, der Tuberkel-Bazillus 1882, der Cholera-Vibrio 1883 entdeckt – und mit der Einführung des Tuberkulins im Jahre 1890 wurde zudem eine neue Grundlage für das Verständnis zahlreicher Krankheiten geschaffen.

Gehen wir weiter in der Medizingeschichte, so sehen wir, daß 1895 der französische Arzt *Collet* ein Buch über *„Isopathie, Methode von Pasteur auf internem Wege"* veröffentlicht hat. Darin beschreibt er die Therapie zum Beispiel von schweren Anginen mit diphtherischem Sekret und von chronischen Katarrhen mit Bronchialschleim.

Collet hatte 1874 aus einer Mazeration von Diphtheriemembranen (Fibrinbeläge auf der Schleimhaut) das sogenannte Diphtherin hergestellt, der Amerikaner *Swan* aus Sputum und Inhalt von Lungentuberkeln ein von ihm Tuberkulin genanntes Präparat gewonnen und der Engländer *Burnett* aus Tuberkel-Bazillen ein sogenanntes Bacillinum.

Mit der Einführung der antitoxischen Serumtherapie und der prophylaktischen Impfungen brach auch für das Verständnis der Homöopathie eine neue Epoche an, denn nun zeigte sich, daß in der Tat kleinste Dosen eines Stoffes genügten, der in hoher Dosierung schwere Krankheitserscheinungen auslöste, um eben vor den gleichen oder ähnlichen Krankheitserscheinungen zu schützen.

Noch deutlicher wurde dies, als zahlreiche Krankheiten mit bisher unbekannter Ätiologie wie das Heufieber, die Urtikaria und zum Beispiel bestimmte Formen der Migräne als allergisch bedingte Erkrankungen erkannt wurden und nun mit Hilfe von subtilen Desensibilisierungsverfahren in Dosierungen, die durchaus denen der niedrigen Potenzen in der Homöopathie entsprachen, hervorragende Erfolge erzielt werden konnten.

Sowohl in England, in den Vereinigten Staaten als auch in Frankreich haben die Nosoden seit Ende des 19. Jahrhunderts einen recht hohen Stellenwert in der homöopathischen Therapie. In Deutschland sind die Nosoden erst seit 1964 in den Arzneimittellehren zu finden.

H storische Übersicht

III. Definition von Nosoden

Nosoden sind krankheitsauslösende Agenzien, deren Virulenz oder Toxizität durch die homöopathische Zubereitung ausgelöscht wurde, deren Information aber die immunologischen Erkennungsmechanismen voll erreicht und entsprechende heilungsfördernde Stimulationen möglich macht.

1. Ausgangsmaterial

Nosoden sind nach einer homöopathischen Verfahrenstechnik hergestellte Zubereitungen aus pathologisch veränderten Organen oder Organteilen von Mensch oder Tier, ferner aus abgetöteten Kulturen von Mikroorganismen oder aus Zersetzungsprodukten tierischer Organe oder aus Körperflüssigkeiten, die Krankheitserreger beziehungsweise Krankheitsprodukte enthalten, zum Beispiel Blut, Liquor oder Punktionsflüssigkeit (vgl. in diesem Zusammenhang AMG vom 24.08.1976, § 3 [= Stoffliste] Abs. 3 und 4, und HAB, amtliche Ausgabe, Vorschrift 43 und 44).

Die Identität des Ausgangsmaterials wird durch fachärztlichen Befund des Operationsmaterials oder durch Laborbefund protokollarisch belegt, gegebenenfalls auch durch Zertifikate des Lieferanten von Bakterien und Viren.

Das HAB sieht vor, daß das Ausgangsmaterial für Nosoden zunächst sterilisiert wird und danach, vor dem Verarbeiten, der Prüfung auf Sterilität des Arzneibuches (Pharm. EUR) entsprechen muß. Erst dann kann die homöopathische Aufbereitung erfolgen. Es handelt sich also bei den Nosoden nicht um Impfstoffe, Seren oder dergleichen, sondern um reine Homöopathika. Aus diesem Ausgangsmaterial werden Urtinkturen nach den Vorschriften 43 oder 44 hergestellt.

Die Definition der Nosoden entspricht somit auch dem Stoffbegriff der im § 3 des Arzneimittelgesetzes festgehalten ist, insbesondere in den Punkten 3 und 4. Stoffe im Sinne des Gesetzes sind demnach:

- ► chemische Elemente
- ► Pflanzen und Pflanzenteile
- ► Tierkörper, auch lebender Tiere, sowie Körperteile, Bestandteile und Stoffwechselprodukte von Mensch oder Tier in bearbeitetem Zustand
- ► Mikroorganismen einschließlich Viren sowie deren Bestandteile oder Stoffwechselprodukte

Für die Herstellung von Nosoden gibt es zwei verschiedene Vorschriften, nämlich die HAB-Vorschrift 43 für Urtinkturen aus pathologisch veränderten Organen oder Organbestandteilen von Mensch oder Tier und die Vorschrift 44 für Urtinkturen aus abgetöteten Kulturen von Mikroorganismen oder aus Zersetzungsprodukten tierischer Organe oder aus Körperflüssigkeiten, die Krankheitserreger beziehungsweise Krankheitsprodukte enthalten.

Einteilung der Nosoden
- ► Auto-Nosoden
  Das sind aus dem eigenen Organismus von Kranken gewonnene Substanzen wie zum Beispiel Blut, Harn, Tränenflüssigkeit, Sputum, Eiter, Stuhl oder krankes Gewebe. Diese Ausgangsstoffe werden homöopathisiert und bei demselben Patienten angewendet.
- ► Hetero-Nosoden
  Das sind Stoffe, die nicht aus dem eigenen Organismus stammen.

2. Praxisbewährte Auto-Nosoden

Die bedeutendste Nosode wird aus dem eigenen Blut gewonnen. Eigenblutbehandlungen sind uns in mancherlei Variationen durch viele Jahrhunderte bekannt. Wird das eigene Blut nativ, das heißt ohne homöopathische Verfeinerung parenteral verabfolgt, so ist diese Vorgehensweise im Sinne einer Reizkörpertherapie zu verstehen. Im Sinne des Verständnisses der Nosodenwirkung greifen wir auf die homöopathischen Verdünnungs- und Potenzierungsverfahren zurück.

Die einfachste Form einer potenzierten Eigenblut-Nosodentherapie stellt die perorale Form dar. Man fertigt die Verdünnungsreihe, indem man zunächst 12 oder 18 sterile 10-ml-Fläschchen mit Verschlußkappe und Saugpipette zurechtstellt und mit Etiketten von C1 bis C12 beziehungsweise bis C18 versieht. In jedes dieser Fläschchen werden mit einer graduierten Spritze 99 Tropfen oder eine äquivalente Menge 30%iges Ethanol eingebracht. Dem Patienten, für den diese Therapie vorgesehen ist, wird aus der Vene, bei kleinen Kindern aus dem Ohrläppchen, Blut entnommen und ein Tropfen davon in der ersten Flasche aufgefangen. Danach wird die Verschlußkappe aufgesetzt und diese Mischung unter kräftigen rhythmischen Schüttelschlägen sieben- bis zehnmal potenziert. Dann wird die Verschlußkappe abgenommen und die Tropfpipette aufgesetzt. Man nimmt mit der Pipette aus dieser C1-Lösung einen Tropfen und bringt ihn in die zweite Flasche ein. Nach Verschließen mit der Plastikkappe wird nun diese Mischung in gleicher Weise verschüttelt und man erhält die Potenz C2. Man setzt das Verfahren mindestens bis zur C12 oder höchstens zur C18 fort.

Arzneimittel darf nach deutschem Arzneimittelrecht grundsätzlich nur herstellen, wer hierzu von der zuständigen Behörde eine Erlaubnis erhalten hat. Ein sog. Ärzteprivileg in Gestalt der Befreiung von der Herstellungserlaubnis enthält aber § 13 Abs. 1 Satz 3 Gesetz über den Verkehr mit Arzneimittel (Arzneimittelgesetz – AMG): Voraussetzung ist, dass die Person, die das Arzneimittel herstellt, keine andere ist, als die, die es anwendet. Gedacht ist dabei insbesondere an die Herstellung eines Arzneimittels durch den Arzt selbst, der es in sich anwendet oder wenn der Arzt eine Injektionslösung aus einer Trockensubstanz oder Lösungsmitteln oder eine Mischfunktion aus mehreren Substanzen herstellt und dieses Arzneimittel an seinen Patienten anwendet (Deutsch, Medizinrecht, 3. Aufl., Rdnr. 814).

Bei der Beurteilung der Frage, ob das Ärzteprivileg greift oder aber eine Herstellungserlaubnis erforderlich ist, ist die „Abgabe des Arzneimittels an andere". Erst wenn ein Wechsel in der Verfügungsgewalt eingetreten ist, wenn also Hersteller und

Anwender personenverschieden sind und damit das Arzneimittel nach „außen", mithin aus der Kontrolle des Herstellers gerät, entsteht en Sicherheitsbedürfnis und damit die Erlaubnispflicht (Hoppe, Arzneimittelherstellung durch Ärzte – Zulässigkeit und Stellvertretung, MedR 1996, 72).

Die Eigenbluttherapie in Form der Imhäusermethode beinhaltet die Mitgabe der in der Arztpraxis hergestellten neuen Arzneimittel an die Patienten, damit diese sie später oral nach Therapieplan einnehmen. Ein Wechsel in der Verfügungsgewalt besteht eindeutig. Wer den Patienten die Eigenblutzubereitung zur oralen Selbstanwendung oder Subkutaninjektion überlässt, benötigt eine Herstellungserlaubnis (Bayerisches Oberstes Landgericht, Beschluss vom 29.04.1998, NJW 1998, 3430).

Der Gesetzgeber stellt an die Erteilung der Herstellungserlaubnis durch die Arzneimittelaufsichtsbehörde (mittlere Verwaltungsebene der Länder: Regierungspräsidenten, Bezirksregierungen) strenge Anforderungen. Für niedergelassene Ärzte sind die Voraussetzungen praktisch nicht zu erfüllen. Wer Arzneimittel in der Praxis herstellt und den Patienten mitgibt, kann sich nach § 96 Nr. 4 AMG strafbar machen, zumindest eine Ordnungswidrigkeit begehen (§ 97 Abs. 1 AMG). Die Strafvorschrift droht Freiheitsstrafe bis zu einem Jahr oder Geldstrafe an; die Ordnungswidrigkeit kann mit einer Geldbuße bis zu 50.000 DM geahndet werden. Daneben kann die Arzneimittelaufsichtsbehörde nach § 69 AMG kostenpflichtig eine Untersagungsverfügung erlassen.

Indikationen

Soll eine Infektanfälligkeit oder Abwehrschwäche therapiert werden, so gibt man eine Woche lang die C7 in einer Dosis von 1 bis 2mal 5 Tropfen an zwei Tagen, in der darauffolgenden Woche gibt man in gleicher Weise die C9, und in der dritten Woche setzt man die Therapie mit der C12 in der gleichen Dosierung fort.

Handelt es sich um eine allergische Diathese oder um eine Autoaggressionserkrankung mit hoher Entzündungsbereitschaft, dann beginnt man die Therapie entweder mit der C12 oder, bei besonders reagiblen Patienten, mit der C18 und steigt von Woche zu Woche in der Potenzreihe abwärts bis einschießlich zur C4. Die Dosierung der einzelnen Potenzen wird in gleicher Weise festgelegt wie bei der oben beschriebenen Applikationsart.

In gleicher Weise kann man auch mit der Eigen-Nosode des Harns verfahren, die in potenzierter Form peroral mit gleichen Dosierungen eingesetzt werden kann. Die Eigenharn-Nosodentherapie in potenzierter Form hat sich besonders bei Abwehrschwächen im Urogenitaltrakt bewährt, und sie ist hervorragend geeignet beim atopischen Ekzem der Kleinkinder.

Eine besondere Form der potenzierten Eigen-Nosodentherapie finden wir in der *Auto-Sanguis-Stufentherapie* von Reckeweg. Hierbei handelt es sich um eine Kombination der Eigenbluttherapie mit antihomotoxischen Heilmitteln. Bei dieser parenteralen Therapie wird stufenweise vorgegangen. Man wählt, dem individuellen Kranksein des Patienten entsprechend, eine Komposition von antihomotoxischen Heilmitteln, die man ihm in einer Sitzung nacheinander, jeweils mit einem Potenzierungsschritt der Eigenblut-Nosode verbunden, subkutan oder auch intramuskulär einspritzt.

Es folgt kurz die Beschreibung einer kleinen Variante der von Reckeweg beschriebenen Methode, die sich in der Praxis technisch gut bewährt hat:

Man zieht das Komplexmittel der ersten Stufe der vorgesehenen Auto-Sanguis-Therapie in eine 5-ml-Spritze auf. Danach punktiert man die Kubitalvene des Patienten und aspiriert ca. 1 ml Blut, das sich innerhalb der Spritze mit dem Heilmittel mischt. Diese Mischung injiziert man anschließend intravenös. Es bleibt ein Rest des Blutes, das mit dem Heilmittel vermischt und verdünnt wurde, im Spritzenkonus und der Kanüle zurück. Man entfernt Spritze und Kanüle aus der Vene und zieht jetzt, ohne Kanülenwechsel, das oder die Heilmittel der zweiten Stufe in die Spritze auf. Der Spritzenkolben wird bis zum Anschlag angezogen, um genügend Raum für den Potenzierungsvorgang zu schaffen. Jetzt wird die dynamisierende Verschüttelung in Form einer senkrecht durchgeführten kräftigen Schüttelbewegung ca. 10- bis 15mal durchgeführt. Nach Wechseln der Kanüle wird diese zweite Stufe subkutan appliziert, die weiteren Verdünnungs und Potenzierungsschritte werden stufenweise fortgesetzt.

Man sollte bei der Auto-Sanguis-Stufentherapie nach folgender praxisbewährter Methode vorgehen:

1. Stufe: symptombezogene Heilmittel (i.v.)
2. Stufe: Terrainmittel (s.c.)
3. Stufe: organregenerative Heilmittel (s.c.)
4. Stufe: Nosoden, gemeint sind Hetero-Nosoden (s.c.)
   Wir finden in dieser Therapieform eine intelligente Mischung von Auto- und Hetero-Nosoden in Kombination mit antihomotoxischen Heilmitteln. Gerade bei chronischen Krankheiten hat diese Therapieform einen hohen Stellenwert, da sie ein ganzheitliches Konzept beinhaltet.

3. Gruppen von Hetero-Nosoden

Es gibt virale, bakterielle und Impfstoff-Nosoden. Dies sind Nosoden, die aus Mikroorganismen oder Impfstoffen hergestellt werden. Es gibt weiterhin Gewebenosoden, zu denen wir auch Körpersekrete rechnen möchten.

Als Beispiele für virale Nosoden sollten genannt werden:

► die Coxsackie-Virus-B_4-Nosode
  Diese wird hergestellt aus auf 10^9 plaquebildende Einheiten pro Milliliter eingestellte und abgetötete Coxsackie-B_4-Viren.

► die Herpes Zoster-Nosode
  Diese wird hergestellt aus auf 10^6 plaquebildende Einheiten pro Milliliter eingestellte und abgetötete Herpes-Zoster-Viren.

Als Beispiele für *bakterielle Nosoden* seien genannt:

► die Bacterium coli-Nosode
  Diese ist ein aus Escherichia-coli-Bakterienkulturen, die auf einen bestimmten Titer (10^7 KBE/g) eingestellt werden, hergestelltes Präparat.

► Weiterhin wäre auch die Bacterium lactis aerogenes-Nosode, eine aus einer Enterobacter-aerogenes-Bakterienkultur (10^7 KBE/g) hergestellte Nosode zu nennen.

Gewebenosoden sind Nosodenpräparate aus pathologisch veränderten Organen beziehungsweise Geweben und Stoffwechselprodukten:

- Beispielsweise die Tonsillitis-Nosode, die aus chirurgisch entfernten, entzündeten Mandeln (Tonsilla palatina) hergestellt wird.
- Oder die Gastritis-Nosode, die aus operativ gewonnener Magenschleimhaut von Gastritispatienten hergestellt wird.
- Das Ausgangsmaterial der Sinusitis-Nosode ist die aus entzündeten Nebenhöhlen gewonnene schleimige Masse.
- Das Ausgangsmaterial der Otitis media-Nosode ist Eiter von an Mittelohrentzündung leidenden Patienten.

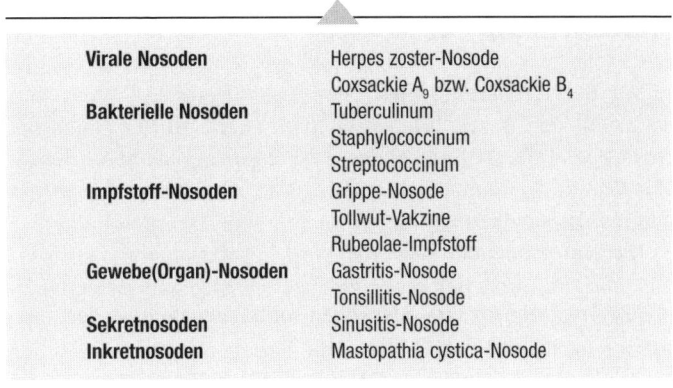

Virale Nosoden	Herpes zoster-Nosode
	Coxsackie A_9 bzw. Coxsackie B_4
Bakterielle Nosoden	Tuberculinum
	Staphylococcinum
	Streptococcinum
Impfstoff-Nosoden	Grippe-Nosode
	Tollwut-Vakzine
	Rubeolae-Impfstoff
Gewebe(Organ)-Nosoden	Gastritis-Nosode
	Tonsillitis-Nosode
Sekretnosoden	Sinusitis-Nosode
Inkretnosoden	Mastopathia cystica-Nosode

Tab. 2 Die sieben Gruppen von Nosoden-Zubereitungen

4. Auswahlprinzip der Nosoden

Je nach Ätiologie der ursprünglichen Erkrankungen, die zu einer unzureichenden immunologischen Aufarbeitung und damit in die Chronifizierung geführt haben, kommen verschiedene Arten von Nosoden zum Einsatz:
- Bakterien-Nosoden
- Viren-Nosoden
- Misch-Nosoden
- Organ-Nosoden
- Erb-Nosoden
- Auch homöopathisierte Allopathika können vom Prinzip her im weitesten Sinne zu den Nosoden gerechnet werden. Schließlich sind sie, wie wir bei vielen Therapieschäden feststellen

Definition von Nosoden

müssen, häufig genug als krankheitsauslösende Agenzien zu bezeichnen.

► Nosoden können ebenfalls aus unbelebten Stoffen, Schwermetallen, Umweltschadstoffen und sämtlichen chemischen Substanzen hergestellt werden. Diese besondere Form von Nosoden gewinnt in unserer umweltbelasteten Zeit immer mehr an Bedeutung, und ihre Entwicklung muß den entsprechenden vitalen Erfordernissen angepaßt werden.

5. Herstellungsvorschriften

Vor der Herstellung muß ein Entnahmeprotokoll vom Arzt ausgefüllt und unterschrieben werden. Hierin ist der Name der Nosode und die Definition des Ausgangsmaterials beschrieben. Das Datum der Entnahme, die Diagnose, Angaben zum Spender und die entnommenen Mengen werden vom Arzt protokolliert.

Das so gewonnene Material wird gegebenenfalls sterilisiert und an den Hersteller weitergeleitet. Gelangt das Material in nichtsterilisiertem Zustand zum Hersteller, erfolgt dort die Sterilisation nach HAB. Danach wird die Verarbeitung dann nach den Herstellungsvorschriften des Homöopathischen Arzneibuchs vorgenommen.

Für die Herstellung von Nosoden gibt es zwei verschiedene Vorschriften, nämlich die HAB-Vorschrift 43 für Urtinkturen aus pathologisch veränderten Organen oder Organbestandteilen von Mensch oder Tier und die Vorschrift 44 für Urtinkturen aus abgetöteten Kulturen von Mikroorganismen oder aus Zersetzungsprodukten tierischer Organe oder aus Körperflüssigkeiten, die Krankheitserreger beziehungsweise Krankheitsprodukte enthalten. In der Vorschrift 44 ist auch die Kultur von Mikroorganismen definiert, die, falls nicht anders angegeben, vor dem Sterilisieren auf 10^7 KBE/g einzustellen ist.

Im allgemeinen wird die Sterilisation mit gesättigtem Wasserdampf entsprechend dem Pharm. EUR bevorzugt, wobei als Standardbedingung ein Erhitzen auf 133 °C für 20 Minuten festgelegt wird.

Urtinkturen nach Vorschrift 43 werden aus pathologisch veränderten Organen oder Organteilen von Mensch oder Tier hergestellt.

Entsprechend der Vorschrift 43 werden die pathologisch veränderten Organe oder Organteile von Mensch oder Tier folgendermaßen hergestellt:
Es wird ein Teil zerkleinertes Ausgangsmaterial, das der Prüfung auf Sterilität des Arzneibuches entsprechen muß, in 10 Teilen Glycerol (85%) verteilt. Nach mindestens 5 Tage langem Stehenlassen wird der Ansatz filtriert, dann erfolgt die weitere Verdünnung beziehungsweise Potenzierung.

Tab. 3 HAB, Vorschrift 43 für Urtinkturen und flüssige Verdünnungen

Urtinkturen nach Vorschrift 44 werden aus abgetöteten Kulturen von Mikroorganismen oder aus Zersetzungsprodukten tierischer Organe oder aus Körperflüssigkeiten hergestellt, die Krankheitserreger beziehungsweise Krankheitsprodukte enthalten. Kulturen von Mikroorganismen sind, falls in der Monographie nicht anders angegeben, vor dem Sterilisieren auf 107 KBE/g einzustellen.
Die Vorschrift 44 sieht vor, daß aus abgetöteten Kulturen von Mikroorganismen oder Zersetzungsprodukten tierischer Organe oder Körperflüssigkeiten hergestellte Nosodenpräparate folgendermaßen hergestellt werden:
Ein Teil Ausgangsmaterial, das der Prüfung auf Sterilität des Arzneibuches entsprechen muß, wird mit 9 Teilen Glycerol (85%) gemischt und verschüttelt. Nach mindestens 5 Tage langem Stehenlassen wird der Ansatz, falls erforderlich, filtriert.

Tab. 4 HAB, Vorschrift 44 für Urtinkturen und flüssige Verdünnungen

Definition von Nosoden

6. Sterilitätsvorschriften

Die Prüfung auf Sterilität kann zum Beispiel mit Hilfe der Direktbeschickungsmethode des Pharm. EUR vorgenommen werden, das heißt, von der zu prüfenden Substanz wird eine bestimmte Menge in Lösung dispergiert und in das Nährmedium übertragen, wobei das Verhältnis von Zubereitung zu Nährmedium etwa 1:10 betragen soll.

Falls es nicht anders vorgeschrieben ist, werden die direkt beschickten Nährmedien mindestens 14 Tage lang bebrütet; diejenigen, die hauptsächlich dem Nachweis einer bakteriellen Kontamination dienen, bei 30 bis 35 °C, und die zur Erfassung einer Pilzkontamination bei 20 bis 25 °C. Die Kulturen werden während der Bebrütungszeit mehrere Male kontrolliert.

Beim Nachweis von anaeroben Keimen ist das Schütteln oder Durchmischen auf ein Minimum zu beschränken, um anaerobe Bedingungen aufrecht zu erhalten.

7. Verdünnungen

Die Urtinktur entspricht der 1. Dezimalverdünnung (Ø) = D1.
Die 2. Dezimalverdünnung (D2) wird aus 1 Teil Urtinktur und 9 Teilen Ethanol (30%), die 3. Dezimalverdünnung (D3) wird aus 1 Teil der 2. Dezimalverdünnung und 9 Teilen Ethanol (43%) hergestellt, sofern kein anderer flüssiger Arzneiträger vorgeschrieben ist.
Entsprechend wird bei den folgenden Verdünnungen verfahren.

Tab. 5 Potenzierung (Vorschrift 43 und 44)

Nachdem das Ausgangsmaterial entsprechend den Herstellungsregeln 43 und 44 aufgearbeitet wurde, ist das weitere Vorgehen, nämlich die homöopathische Potenzierung bei beiden Vorschriften gleich.

Die Urtinktur ist definiert als 1. Dezimalverdünnung und wird dann zur 2. Dezimalverdünnung (D2) weiterverarbeitet, indem 1 Teil Urtinktur mit 9 Teilen 30 Gew.-%igem Ethanol potenziert wird. Die 3. Dezimalverdünnung (D3) wird aus 1 Teil der 2. Dezimalverdünnung und 9 Teilen 43 Gew.-%igem Ethanol hergestellt, sofern kein anderer flüssiger Arzneiträger vorgeschrieben ist. Entsprechend wird bei den folgenden Verdünnungen verfahren.

Wenn Centesimalverdünnungen hergestellt werden, ist das Verdünnungsverhältnis bei der C1 10 Teile Urtinktur + 90 Teile Ethanol (30%) und bei der 2. und jeder weiteren Centesimalverdünnung 1 Teil der 1. (oder vorherigen) Centesimalverdünnung + 99 Teile 43%iger Alkohol.

8. Qualitätssicherung

Bei Nosoden handelt es sich um Präparationen, die zum Teil sehr heterogen sind. Um dennoch eine weitgehende Einheitlichkeit des Materials zu gewährleisten und dem Patienten ein Arzneimittel von gleichbleibender Qualität anbieten zu können, wurden von drei wichtigen Nosodenherstellern bestimmte Definitionen des Ausgangsmaterials verbindlich festgelegt.

Bei Nosoden, die aus kulturell gewonnenen, definierten beziehungsweise aus auf einem Bakterien-Titer eingestellten Material hergestellt werden, ist eine Standardisierung durch Identitätsprüfungen und Keimzahlbestimmungen relativ einfach.

Bei heterogenem Material, wie es zum Beispiel die Sinusitis-Nosode darstellt (aus entzündeten Nebenhöhlen gewonnene schleimige Masse), sind die Probleme natürlich größer. Da es sich um biologisches Material handelt, müssen Merkmale definiert werden, die charakteristisch für das jeweilige Material sowie reproduzierbar sind, vergleichbar etwa mit den Leitsubstanzen bei Phytotherapeutika. Denkbar sind hier, beispielsweise bei Gewebenosoden, Beschreibungen mikroskopischer Untersuchungen und, beispielsweise bei Nosoden aus Schleimhäuten oder Absonderungen hiervon, Keimspektrum-Bestimmungen und/oder die elektrophoretische Bestimmung der in der Nosode enthaltenen Proteine.

Zur Qualitätssicherung gehören auch Untersuchungen zur Unbedenklichkeit der Nosodenpräparate beim therapeutischen Einsatz. Von der Firma Heel wurden daher Untersuchungen am Hygiene-Institut der Universität Heidelberg in Auftrag gegeben, die der Absicherung der Unbedenklichkeit dienen sollen. Einige wichtige Nosoden aus den verschiedenen genannten Gruppen wurden hinsichtlich des Risikos der Erregerübertragung, der Allergenität, eines eventuellen Gehaltes an Endotoxin, Koagulase und Streptokinase gutachterlich untersucht:

- Klebsiella pneumoniae-Injeel forte
- Salmonella typhi-Injeel forte
- Bacillinum-Injeel forte
- Carcinoma bronchium-Injeel
- Carcinoma coli-Injeel
- Carcinoma hepatis-Injeel
- Carcinoma laryngis-Injeel
- Carcinoma uteri-Injeel
- Coxsackie-Virus-A_9-Injeel
- Fibroma pendulum-Injeel
- Medorrhinum-Injeel forte
- Psorinum-Injeel forte
- Herpes simplex-Nosode-Injeel forte
- Herpes zoster-Nosode-Injeel forte

Die Übertragung infektiöser Keime kann schon allein durch den beschriebenen Herstellungsvorgang ausgeschlossen werden, da die Herstellung mit Alkohol zu einer Denaturierung des Proteins eventuell vorhandener Keime führt. Die Sterilisation des Ausgangsmaterials sowie des Endproduktes und die Prüfung auf Sterilität schließen die Übertragung von Keimen weiterhin aus.

Das allergene Risiko ist durch den Verdünnungsfaktor weitgehend ausgeschlossen, da Nosoden in der Regel in der homöopathischen Potenz, die oberhalb der D6 liegt, angeboten werden. Eventuell vorhandene Allergene würden in zu geringer Konzentration vorliegen, um eine Reaktion auszulösen. Unerwünschte Reaktionen durch in den Nosodenpräparaten enthaltene Endotoxine können durch die Untersuchungen ausgeschlossen werden. Ebenso konnte mit serologischen Methoden keine Koagulase beziehungsweise Streptokinase in den entsprechenden Präparaten nachgewiesen werden, so daß aufgrund der Untersuchungen des Hygiene-Instituts der Universität Heidelberg sowie der langjährigen praktischen Erfahrung zahlreicher Therapeuten diese Präparate hinsichtlich zu befürchtender unerwünschter Wirkungen als unbedenklich bezeichnet werden können.

IV. Wirkungsmechanismus (Theorie nach Dr. Reckeweg)

Durch erneute Präsentation des ursprünglichen Feindbildes kann offenbar die Abwehr neu orientiert und angeregt werden, um das Krankheitsgeschehen zur Ausregulierung zu bringen. Reckeweg erklärt den Mechanismus von Nosodenwirkungen analog zum Prinzip von Co-Repressoren. Homöopathisierte Substanzen haben wie Co-Repressoren in einem *reprimierbaren System* die gleiche Wirkung wie die Entfernung des Induktors in einem *induzierbaren System.* Ihre Wirkung auf die Enzymsynthese gleicht dem Effekt eines Induktors, aber entgegengesetzt im Sinne des Umkehreffektes.

Aus dieser Darstellung Reckewegs können wir verstehen, daß für eine erfolgreiche Nosodentherapie nicht nur isopathische Mittel in Frage kommen, sondern tatsächlich dem Prinzip des homöopathischen Simile entsprechend auch Fremd-Nosoden.

Weiterhin bestätigt diese Erklärung auch unsere Erfahrung, daß Nosoden nur geeignet sind, induzierte Schädlichkeiten zu reparieren, also die Wirkung einer Induktion, die krank gemacht hat, aufarbeiten können. Sie können aber nicht im Sinne einer Impfung eingesetzt werden, da der Organismus in einem solchen Fall eine krankmachende Induktion nicht erfahren hat.

V. Therapeutische Methodenwahl

Es gibt drei unterschiedliche prinzipielle Gesichtspunkte, die bei der Therapie mit Nosodenpräparaten beachtet werden müssen (in Anlehnung an *Allendy/Fortier-Bernoville/Martiny):* die Anwendung gemäß der

a. symptomatischen/anamnestischen Ähnlichkeit, (Simile-Prinzip),
b. aktuellen ätiologischen Ähnlichkeit (in Ausnahmefällen; hierbei nur in Verbindung mit zusätzlichen Biotherapeutika!),
c. am Ende beziehungsweise nach soeben durchgemachter akuter Erkrankung.

Hierzu ist im einzelnen folgendes zu sagen:

Ad a:
Die Anwendung der Nosoden soll also nach der symptomatischen Ähnlichkeit, d.h. nach der grundlegenden homöopathischen Regel des Simillimum bzw. nach der anamnestischen ätiologischen Ähnlichkeit hinsichtlich einer alten, scheinbar geheilten Krankheit erfolgen.

Ad b:
Zur Anwendung von Nosodenpräparaten unter dem Gesichtspunkt der aktuellen ätiologischen Ähnlichkeit ist folgendes von Wichtigkeit: Alle Nosoden können als spezifisches Heilmittel, als Isotherapeutikum bei der entsprechenden Krankheit angewendet werden, der sie entstammen. Im allgemeinen werden sie in diesem Falle als Zwischenmittel neben den angezeigten homöopathischen Mitteln verabfolgt, wobei vor allem ausleitende, matrixkanalisierende Antihomotoxika (z.B. Lymphomyosot N, Galium-Heel N) eine große Rolle spielen.

Ad c:

Nach überstandener Krankheit stellen die Nosoden ein ausgezeichnetes Mittel dar, die in der Matrix abgelagerten Toxine zur (schnelleren) Ausscheidung zu bringen. Oft genug handelt es sich bei solchen Fällen nicht nur um die Ausscheidung der Erregertoxine, sondern auch um Restbestände der Erreger mit latenten Krankheitsherden sowie um nicht mehr pathogene Erregeransiedlungen (Dauerausscheider). Dies gilt ganz besonders im Hinblick auf soeben überstandene Infektionskrankheiten, wie Masern, Röteln, Windpocken, Grippe, Erysipel, Scharlach, Typhus, Diphtherie usw.

Auch können wir davon ausgehen, daß durch die Nosoden die spezifischen Abwehrvorgänge gegen die Krankheitsauslöser neu induziert werden. Die klinische Bestätigung für diesen immunmodulativen Effekt finden wir im Rückgang aktuell forcierter Antikörperbildungen als Ausdruck der nicht abgeschlossenen Toxinausschüttung der Krankheitserreger. So beobachtet man häufig die Normalisierung eines pathologisch erhöhten Antistreptolysintiters nach Einsatz der Streptokokken-Nosoden.

VI. Indikationen für eine Nosodentherapie

Folgende Indikationen sind der Nosodentherapie zugänglich:
- chronisch-exsudative Erkrankungen
- chronisch-proliferative Erkrankungen
- degenerative Erkrankungen
- Autoaggressionserkrankungen (Cave!)
- Therapieschäden

Die Nosoden können als *Heilmittel des Terrains* bezeichnet werden. Sie sind deshalb besonders bei Dyskrasien, das heißt bei Krankheiten der Konstitution beziehungsweise bei Summationszuständen von sich integrierenden beziehungsweise bei integrierten Dispositionen indiziert, also im Sinne der Homotoxinlehre bei allen zellulären Phasen, besonders bei retoxisch gehemmten Phasen, bei Autoaggressionskrankheiten (Cave), bei den psorischen Krankheiten im Sinne von Hahnemann sowie bei Allergien.

Im Falle von Autoaggressionserkrankungen sollte nur nach entsprechender Vorbehandlung wie ausleitenden Therapien mit mesenchymkanalisierenden Antihomotoxika behandelt werden.

Nosoden sind aber nicht nur bei zellulären Phasen indiziert, sondern häufig auch bei humoralen Phasen und zwar speziell dann, wenn eine dyskrasische Komponente mit im Spiel ist oder den Verlauf zu komplizieren droht oder bei reduzierter Immunpotenz.

Die Wirkung der Nosoden erfolgt im Sinne einer positiven (regressiven) Vikariation mit Entgiftung und Ausscheidung der Homotoxine. Dies bedeutet gleichzeitig eine Steigerung der abwehrgesteuerten Selbstheilungsvorgänge.

Nosodenpräparate haben eine tiefgreifende konstitutionelle Wirkung. Mit Nosoden kann praktisch jede Therapie wirkungsvoll unterstützt werden. Sie stellen bei der Heilung oft das fehlende Glied einer Reaktionskette dar, welches ohne das Noso-

denpräparat nicht endgültig oder nur unter großen Schwierig-
keiten erzielt werden kann. Die Wirkung erfolgt dabei sowohl
über unterschwellige Antigen-Antikörper-Reaktionen als auch
über den homöopathischen Gegentakt-Mechanismus von Co-
Repressoren.

Als besondere konstitutionelle Nosoden liegen uns die reinen
Erb-Nosoden vor:

• Tuberculinum-Injeel (forte)
• das Medorrhinum-Injeel (forte)

Die Tuberculinum-Nosode ist bei allen chronisch exsudativen
Prozessen angezeigt. Medorrhinum ist geeignet bei allen proli-
ferativen Erkrankungen.

Organsystem	Humorale Phasen		Matrixphasen		Zelluläre Phasen	
	Exkretionsphasen	Inflammationsphasen	Depositionsphasen	Imprägnationsphasen	Degenerationsphasen	Dedifferenzierungsphasen
Haut		**atopisches Ekzem**				
Nervensystem						
Sensorisches System						
Bewegungsorgan						
Atemwege				**Asthma**		
Herz-Kreislaufsystem						
Gastrointestinalsystem						
Urogenitalsystem						
Blut						
Lymphsystem						
Stoffwechsel						
Hormonelles System						
Immunsystem						
	Alteration	Reaktion	Fixierung	Chronifizierung	Defizite	Entkoppelung
Psyche						

(Biologischer Schnitt)

Abb.: Positive (regressive) und negative (progressive) Vikariation

VII. Dosierungshinweise

Die Dosierung soll stets und prinzipiell streng individuell erfolgen und ist abhängig zu machen vom Befund, vom Befinden und vom jeweiligen Ansprechen auf die entsprechenden Nosodenpräparate, was von Fall zu Fall recht unterschiedlich sein kann. Im allgemeinen gibt man 1- bis maximal 3mal wöchentlich je 1 Ampulle.

Auch die *Dauer der Behandlung* mit den Nosodenpräparaten ist individuell unterschiedlich zu gestalten. Nach akuten Erkrankungen empfiehlt sich eine kurze Therapiedauer von etwa 2–4 Wochen, während sich die Behandlung einer chronischen Erkrankung – je nach Reaktionslage – über einen längeren Zeitraum (ca. 6 Monate) erstrecken kann.

Es empfiehlt sich, mit der normalen Injeel-Form die Nosodentherapie zu beginnen, anschließend dann in den im Kapitel V (Therapeutische Methodenwahl, S. 29ff.) angegebenen Gruppen a und b auf die forte-Injeel-Form überzugehen (soweit vorhanden), und zwar insbesondere dann, wenn auf die normale Injeel-Form sich keine entsprechenden Reaktionen beziehungsweise Besserungen einstellen sollten.

Einzel-Tiefpotenzen sollten dann zur Anwendung kommen, wenn es bevorzugt um eine intensive Wirkung auf das mesenchymale Terrain geht.

Hochpotenzen (Einzelhochpotenzen) sollten dann zur Anwendung kommen, wenn auf die normale Injeel-Form der entsprechenden Nosoden-Zubereitungen unzureichende Reaktionen auftreten sollten.

Ganz allgemein gilt und ganz besonders auch für die Nosodentherapie: *Höhere Potenzen* (D12, D30 usw.) sind angezeigt

► bei erhöhter Reizbarkeit (As-, P-, J-Typ, Chamomilla-Typ),
► bei Diathesen,
► bei Allergien,
► bei chronischen Leiden.

Niedere Potenzen (etwa bis D6 beziehungsweise bis D8) sind angezeigt
- bei mehr oder minder akuter Erkrankung,
- bei trägen Reaktionstypen (Sepia-, Nux vomica-, Graphites-, Silicea-Typ), wenn eine organotrope Wirkung auf ein bestimmtes Organ – zum Beispiel auf die Tonsillen – erwünscht ist (Tonsillarpfröpfe-Injeel forte beziehungsweise Tonsillitis-Nosode-Injeel forte jeweils im Potenzenaccord D6, D10, D30, D200 ana partes aequales).

Indikationen für höhere Potenzen verlangen meist relativ große Applikationsintervalle bis zu mehreren Wochen. Indikationen für niedere Potenzen verlangen dagegen in der Regel kurze Applikationsintervalle von etwa 2 bis 3 Gaben pro Woche.

Empfehlenswert ist es, mit der s.c.- oder i.c.-Injektion (Neuralpunkte, Akupunktur) zu beginnen und erst dann, falls kein Ansprechen auf diese Injektionsmethodik erfolgen sollte, gegebenenfalls auf die i.v.-Applikation der entsprechenden Nosodenpräparate überzugehen.

Sehr günstig lassen sich die Nosoden-Injeele im Rahmen einer Auto-Sanguis-Stufentherapie verwenden. Sie sollten allerdings immer in der letzten Stufe appliziert werden.

Zur Dosierung und Potenzierung von Nosodenpräparaten im Kindesalter ist folgendes zu sagen: Die Dosierung von Nosodenpräparaten im Kindesalter unterscheidet sich grundsätzlich nicht von der Dosierung der übrigen Homöopathika im Kindesalter, das heißt, daß man bei Kindern (etwas) weniger geben wird als bei Erwachsenen. Dosierung (Einzeldosen = ED) für:

- Säuglinge   3–7 x wöchentlich 0,3 ml
  0–12 Monate
- Kleinkinder   3–7 x wöchentlich 0,5 ml
  1–5 Jahre
- Schulkinder   3–7 x wöchentlich 0,6 ml
  6–11 Jahre
- Kinder   Erwachsenendosis
  ab 12 Jahre

Niedere Potenzen, D4–D8, werden auch bei Kindern am Anfang der Therapie gegeben sowie bei einer mehr oder minder akuten Erkrankung – also gleiches Vorgehen wie beim Erwachsenen. Höhere Potenzen, etwa D12–D30, werden auch im Kindesalter zur Anwendung gebracht nach einer anfänglichen Behandlung mit niederen Potenzen (D4–D8) beziehungsweise bei chronischen Leiden. Hier gelten also die gleichen Potenzierungsangaben wie bei den Erwachsenen.

Dosierungshinweise

VIII. Nosodenpräparate im Rahmen der Elektroakupunkturtestung nach Voll

Die von Dr. med. Reinhold Voll entwickelte Methode zur elektronischen Hautwiderstandsmessung ist ein Verfahren, daß zur Diagnostik und Therapie die Grundlagen der chinesischen Akupunktur mit den Möglichkeiten der modernen Elektronik verbindet. Von der chinesischen Akupunktur werden die als Meridiane bezeichneten Energieleitbahnen und die auf diesen liegenden Akupunkturpunkte verwendet. Voll hat neben den klassischen Akupunkturmeridianen noch weitere Meridiane und Punkte durch seine Messungen gefunden. Erhöhte Meßwerte zeigen eine entzündliche und allergische Situation an, erniedrigte Meßwerte weisen auf eine Degeneration hin.

Durch eine zufällige Entdeckung fand man heraus, daß die Anwesenheit von Medikamenten die Meßwerte verändern kann. Zuträgliche Stoffe normalisieren hierbei das Ergebnis. Das gilt zum Beispiel für wirksame homöopathische, aber auch allopathische Arzneimittel. Indifferente Stoffe haben keinen Einfluß auf das Meßergebnis, schädliche wie zum Beispiel allergisierende Substanzen, verschlechtern das Ergebnis des Meßwertes. Mit Hilfe der Akupunkturtestung kann man also die richtige Medikamentenwahl treffen und Verträglichkeitsuntersuchungen durchführen.

Von zentraler Bedeutung bei diesen Testungen ist der Einsatz von Nosoden. Durch die Austestung der Nosoden gelingt es oft, die ursprünglich schädigende Noxe herauszufinden. Wenn der Körper eine früher durchgemachte Infektionskrankheit komplett ausreguliert hat, so wird es nicht gelingen, durch die Nosode eine Veränderung der Meßwerte nachzuweisen, aber, wenn die Kompensationsvorgänge nicht ausreichend waren oder wenn zum Beispiel eine unterdrückende allopathische Therapie durchgeführt wurde, gelingt es, mit der Nosode den Meßwert positiv zu beeinflussen.

Man kann also durch Nosodentestung nicht alle früher durchgemachten Erkrankungen nachweisen oder auch den Erfolg von Impfungen bestätigen. Es wird nur die Nosode im Test gefunden, die auf eine mangelhaft ausregulierte Krankheit hinweist, und diese wird dann zur Therapie eingesetzt.

Wie bereits ausgeführt, kann man in der Nosodentherapie auch nach dem Simile-Prinzip behandeln. Das heißt, die Krankheitssymptome des Patienten sehen so aus, als ob er unter den Folgen einer bestimmten Krankheit leide. Jede Nosode hat eine bestimmte Charakteristik, die dann mit dem Symptomenbild des Patienten verglichen werden kann. Beispielsweise wird die Krätzemilbe-Nosode (Psorinum) nicht nur nach Krätzeerkrankungen eingesetzt, sondern vielmehr bei allergischen Dispositionen, zum Beispiel Hauterkrankungen, bei denen die Haut so aussieht, als ob der Patient eine Krätzeerkrankung habe.

Mitunter ist bei der Behandlung von Postzoster-Neuralgien der Einsatz der Herpes simplex-Nosode wirksamer als die Gabe der Herpes zoster-Nosode.

Bei der Elektroakupunkturtestung hat sich folgendes Vorgehen bewährt: Nachdem zunächst die Anamnese erhoben wurde, testet man sämtliche Kontrollmeßpunkte der Meridiane durch. Zur Nosodentestung nimmt man anschließend den am weitesten vom normalen Ergebnis entfernten Punkt. Hierbei beachtet man auch die Höhe des Zeigerabfalls, wenn man die klassische Elektroakupunkturdiagnostik nach Voll durchführt.

Als erstes testet man die Erregernosoden, also bakterielle und virale Nosoden, erst dann die Organnosoden. Bei der Testung wird eine Vielzahl von Nosoden den Meßwert verändern, man sollte sich aber auf wenige Hauptnosoden beschränken, die den Meßwert am stärksten normalisieren können. Wenn der Meßpunkt ausgeglichen ist, testet man zum Organmeridian oder zum Akupunkturpunkt noch das passende homöopathische Komplex- oder Einzelmittel aus.

Im Anschluß daran nimmt man den Punkt mit der zweithöchsten Abweichung vom Normalwert. Da die zuvor getesteten Nosoden und Komplex- oder Einzelmittel in der Testwabe bleiben, wird dieser zweite Punkt oft auch schon eine Normalisierungstendenz zeigen. Man testet die eventuell noch notwendigen weiteren Nosoden oder Homöopathika aus. Nachdem auch der zweite Punkt ausgeglichen ist, geht man zum dritten Punkt und so fährt man fort bis alle Kontrollmeßpunkte sämtlicher Meridiane einen Normalwert anzeigen. Die so ausgetesteten Präparate werden dann dem Patienten zur Therapie verordnet.

Die folgende Übersicht zeigt an, an welchen Meridianen oder Gefäßen die Nosoden meist testbar sind (nach Voll):

Lymphe

Appendicitis
Bacillinum
Bacterium lactis
    aerogenes
Bacterium proteus
Bacterium
    pyocyaneus
Carcinoma
    bronchium
Carcinoma coli
Carcinoma hepatis
Carcinoma laryngis
Carcinoma
    mammae
Carcinoma uteri
Coxackie A_9
Coxsackie B_4

Fluor albus
Granuloma dentis
Grippe
Herpes simplex
Herpes zoster
Kieferostitis
Klebsiella
    pneumoniae
Mastoiditis
Medorrhinum
Mumps
Osteomyelitis
Otitis media
Parodontose
Pertusis
Polypus laryngis
Polypus nasalis

Psorinum
Rubeolae
Salmonella
    paratyphi
Salmonella typhi
Staphylococcus
Streptococcus
    haemolyticus
Streptococcus
    viridans
Sutoxol
Tonsillarpfröpfe
Tonsillitis
Trichomonaden
Tuberculinum
Vaccininum
Variolinum

Lunge

Asthme
Bacillinum
Grippe
Klebsiella
    pneumoniae
Medorrhinum

Carcinoma
    bronchium
Pertussis
Coxsackie A_9
Coxsackie B_4

Streptococcus
    haemolyticus
Streptococcus
    viridans
Sinusitis
Tuberculinum

Nosodenpräparate im Rahmen der EAV-Testung

Dickdarm

Appendicitis
Ascariden
Asthma
Bacterium coli
Bacterium lactis
  aerogenes
Bacterum proteus
Carcinoma coli
Coxsackie A_9

Coxsackie B_4
Diverticuose
Grippe
Listeriose
Mastoiditis
Medorrhinum
Oxyuren
Salmonella
  paratyphi

Salmonella typhi
Streptococcus
  haemolyticus
Streptococcus
  viridans
Sutoxol
Tuberculinum

Nerven

Ascariden
Asthma
Bacterium coli
Bacterium proteus
Fluor albus
Glioma
Granuloma dentis
Grippe

Herpes simplex
Kieferostitis
Listeriose
Medorrhinum
Meningeoma
Neurofibroma
Poliomyelitis
Psorinum

Salmonella typhi
Sinusitis
Tetanus-Antitoxin
Tuberculinum
Vaccininum
Variolinu

Kreislauf

Bacterium proteus
Coxsackie A_9
Coxsackie B_4
Grippe

Mastoiditis
Parodontose
Psorinum
Streptococcus
  haemolyticus

Streptococcus
  viridans
Tuberculinum

Allergie

Asthma
Bacillinum
Coxsackie A_9
Coxsackie B_4
Grippe

Herpes simplex
Herpes zoster
Klebsiella
  pneumoniae
Medorrhinum

Pertusis
Psorinum
Sinusitis
Tuberculinum

Organdegenerationen

Alle Nosoden und Suis-Organpräparate

3-Erwärmer

Adenoma mammae
Carcinoma mammae
Carcinoma uteri
Fluor albus
Mastopathia cystica

Mumps
Myoma uteri
Ovarialcyste
Staphylococcus
Struma cystica

Struma nodosa
Struma
    parenchymatosa
Trichomonaden

Herz

Coxsackie A$_9$
Coxsackie B$_4$
Granuloma dentis
Grippe
Leptospirose
Mastoiditis
Medorrhinum
Parodontose

Psorinum
Salmonella
    paratyphi
Salmonella typhi
Staphylococcus
Streptococcus
    haemolyticus

Streptococcus
viridans
    Tonsillarpfröpfe
Tonsillitis
    Trichomonaden
Tuberculinum
Vaccininum
Variolinum

Dünndarm

Ascariden
Bacterium coli
Bacterium lactis
    aerogenes
Bacterium proteus
Coxsackie A$_9$

Coxsackie B$_4$
Duodenitis
Grippe
Salmonella
    paratyphi
Salmonella typhi

Sinusitis
Tuberculinum
Ulcus duodeni

Milz

Listeriose

Pankreas

Bacterium lactis
    aerogenes
Duodenitis

Mumps
Salmonella
    paratyphi

Salmonella
    typhi

Leber

Calculi bili
Carcinoma hepatis
Cirrhosis hepatis
Coxsackie A$_9$

Coxsackie B$_4$
Echinococcinum
Listeriose
Medorrhinum

Parodontose
Staphylococcus
Tonsillitis

Gelenke

Granuloma dentis
Grippe
Kieferostitis
Mastoiditis
Medorrhinum
Osteomyelitis
Poliomyelitis

Psorinum
Staphylococcus
Streptococcus
    haemolyticus
Streptococcus
    viridans

Tetanus-Antitoxin
Tonsillarpfröpfe
Tonsillitis
Tuberculinum
Vaccininum
Variolinum

Magen

Ascariden
Bacterium lactis
    aerogenes
Bacterium proteus

Gastritis
Grippe
Psorinum

Sinusitis
Tuberculinum
Ulcus ventriculli

Bindegewebe

Adenoma mammae
Bacillinum
Fibroma pendulum
Neurofibroma

Osteomyelitis
Psorinum
Staphylococcus

Streptococcus
    haemolyticus
Streptococcus
    viridans

Haut

Asthma
Bacillinum
Crinis humanis
Fibroma pendulum
Herpes simplex
Herpes zoster

Medorrhinum
Nagelmykose
Nageltrichophytie
Neurofibroma
Psorinum
Stapylococcus

Streptococcus
    haemolyticus
Streptococcus
    viridans
Tuberculinum

Fettgewebe

Streptococcus haemolyticus	Streptococcus viridans	

Galle

Bacterium coli	Medorrhinum	Salmonella typhi
Calculi bili	Salmonella paratyphi	Sutoxol
		Tuberculinum

Niere

Bacterium coli	Stapylococcus	Tuberculinum
Coxsackie A_9	Steptococcus haemolyticus	Vaccininum
Coxsackie B_4	Streptococcus viridans	Variolinum
Cystopyelonephritis	Tonsillitis	
Grippe		
Medorrhinum		

Blase

Adenoma prostatae	Grippe	Streptococcus haemolyticus
Bacterium coli	Mastoiditis	Streptococcus viridans
Calculi renales	Medorrhinum	Tonsillitis
Coxsackie A_9	Otitis media	Tuberculinum
Coxsackie B_4	Psorinum	
Cystopyelonephritis	Staphylococcus	

IX. Veterinärmedizinische Aspekte der Nosodenbehandlung

In der Veterinärmedizin sind viele unterschiedliche Nosoden im Einsatz, demgegenüber existieren aber nur wenige fundierte Untersuchungen über deren Nutzen. Nosoden werden in der Tiermedizin prophylaktisch und therapeutisch eingesetzt. Sie sind bei der Heilung oft das fehlende Glied in einer Reaktionskette. Indem sie die Ausleitung aller Arten von Toxinen oder Restkrankheitserregern anschieben, können sie chronische Erkrankungen in akute überführen, die danach, eventuell mit anderen Mitteln, zur Ausheilung gebracht werden können. Westerhuis (1994) und Osdoit (1994) beschreiben den Einsatz von Nosoden (Staphylococcinum, Psorinum, Tuberculinum, Blut-Urin-Autonosode) bei chronischen Hautproblemen bei Hund und Katze. Gratz berichtet über ihre Erfahrungen mit Nosoden in der Kleintierpraxis im allgemeinen (1987) und bei der biologischen Therapie der felinen infektiösen Peritonitis (FIP) im besonderen (1994). Sie hat bei ihrer Arbeit mit Nosoden den Eindruck, daß sie die Heilung oft wesentlich beschleunigen können. Durch den Einsatz der Divertikulose-Nosode-Injeel konnte bei 5 Rüden (über 8 Jahre alt) auf die Operation der beidseitigen Rektumdivertikel verzichtet werden. Von der amerikanischen Tierärztin Dodd, die die EAV erstmalig an Tieren erprobte, wird in einem Artikel von Sarkisyanz (1992) über erstaunliche Erfolge mit Nosoden nach vorheriger Austestung berichtet. Nach ihrem Bericht wurden ein tetraplegischer Hund durch die Gabe einer Tetanus- und Tollwut-Nosode und 21 Leukosekatzen durch Urin-, Blut- und Haar-Nosoden wieder geheilt. Borschel (1995) berichtet über seine erfolgreichen Therapieeinsätze mit Nosoden, die aus Impfstoffen hergestellt wurden, bei der Chlamydiose der Kälber, der Epilepsie des Hundes, bei prä- und postpuerperalen Erkrankungen des Rindes und Affektionen der oberen Atemwege der Katze.

Neben dem therapeutischen Ansatz werden in der Veterinärmedizin aber auch besonders die prophylaktischen Anwendungen favorisiert. Herausragend ist hier der Einsatz von Nosoden bei der Bestandsbetreuung von Milchkühen. Day (1986) konnte eine deutliche Senkung der Häufigkeit von Mastitiden und der Milchzellzahl feststellen. Dieses Ergebnis stellte sich auch bei einem Feldversuch von May und Reinhart (1993) bei dem Einsatz von Staphylococcus-Injeel forte, Streptococcus haemolyticus-Injeel forte und zusätzlich Engystol und Belladonna-Homaccord ein. Die Milchzellzahlen fielen von über 1 Million auf unter 400 000, die Mastitisrate ging zurück, die Milchleistung stieg im Durchschnitt um 700 kg/Tier, und der Antibiotikaverbrauch konnte deutlich gesenkt werden. In einer Arbeit von Day (1987) konnte der Einsatz einer Zwingerhusten-Nosode in einer Hundepension das Auftreten von Zwingerhusten bei den Hunden von über 90% auf weniger als 5% senken.

Beobachtungen aus der homöopathischen Veterinär-Praxis und einigen Feldversuchen lassen die planmäßige Erforschung der Impfprophylaxe mit Hilfe von homologen Nosoden für solche Erkrankungen aussichtsreich erscheinen, bei denen eine Impfung nur geringen Schutz und/oder große Nebenwirkungen zeigt (Tobin, 1992).

Alle aufgeführten Ansätze zeigen, daß die Therapie mit Nosoden ein interessantes Einsatzfeld bei der Behandlung von Tieren darstellt. Es besteht aber weiterer Forschungsbedarf, um ihre Möglichkeiten voll nutzen zu können.

X. Abgrenzung der Nosoden- und Impftherapie

Eine der wichtigsten Aufgaben der modernen Medizin ist es, der Verbreitung von Infektionskrankheiten Einhalt zu gebieten. Viele Infektionskrankheiten wurden früher nahezu schicksalhaft in der Kindheit absolviert und man rechnete damit, daß durch Überstehen einer Kinderkrankheit ein Infektionsschutz eintrat. Nach und nach wurden gegen die wichtigsten Infektionskrankheiten Schutzimpfungen eingeführt. Neben der umfassenden Expositionsprophylaxe durch hygienische und andere Maßnahmen gewann nunmehr die Dispositionsprophylaxe wesentlich an Bedeutung.

Seit Jahren werden immer häufiger Zweifel an der Wirksamkeit und Notwendigkeit des Impfens laut. Die Fragen häufen sich, je mehr neue Impfungen entwickelt werden, doch auch bei sogenannten „alten" Impfungen gibt es viele Unklarheiten.

Schon Hahnemann setzte sich mit der Pockenimpfung auseinander, die von Jenner im Jahre 1796 eingeführt wurde. Homöopathische Behandlungen von Pockenschutzimpfschäden wurden seit Hahnemanns Zeiten beschrieben.

Die Homöopathie verfügt über ein in fast 200 Jahren erworbenes Wissen in der Behandlung von Impfnebenwirkungen und Impfkomplikationen. Der Tatsache, daß es Nebenwirkungen und Folgen von Impfungen gibt, hat der Gesetzgeber Rechnung getragen. Für die vom Staat gebotenen und empfohlenen Impfungen gibt es eine gesetzlich verankerte Entschädigungspflicht des Staates (2. Gesetz zur Änderung des Bundesseuchengesetzes vom 25.08.1971, § 14, §§ 51 und 52).

Eine Impfung muß drei einfache Forderungen erfüllen:

▶ Sie muß notwendig sein.
▶ Sie muß sicher vor der Erkrankung schützen, gegen die sie gerichtet ist.
▶ Sie darf durchaus Nebenwirkungen haben, aber nicht aus gesunden Kindern lebenslange Krüppel machen.

Der Rückgang aller Infektionskrankheiten zeigt, daß Impfungen hierfür nicht alleine verantwortlich sind, sondern soziale, hygienisch-technische und zivilisatorische Verbesserungen ausschlaggebend gewesen sind. Auch treten heutzutage seltener Seuchen auf. Auch daß Krankheiten, gegen die es keine Impfungen gibt, mit weniger stark ausgeprägten Krankheitssymptomen verlaufen, sprechen für diese soziale Komponente.

Die ersten Erfahrungen mit Impfschäden lagen bei der Pockenimpfung vor, bei der sehr schwerwiegende Komplikationen auftreten konnten, mit der Folge lebenslanger Schäden, vor allem auch Entwicklungsstörungen im körperlichen und psychischen Bereich. Auch nach anderen Impfungen sind gleichartige Störungen beobachtet worden (z.b. bei der DPT-Impfung: Diphtherie, Pertussis, Tetanus).

Einer der führenden Impfärzte, H.A.Stickl (1991; S. 23), sagte zu Gegenanzeigen und Folgen von Impfungen:

Contra

Jede Impfung, die erfolgreich sein soll, setzt voraus, daß das betreffende Individuum gesund und gut genährt ist, um überhaupt in der Lage zu sein, eine wirksame Immunität entstehen zu lassen.

Wie viele geimpfte Menschen vor allem in den Entwicklungsländern sind überhaupt in der Lage, gegen Krankheiten zu immunisieren? Nebenwirkungen von Impfungen werden häufig, wenn in eine bestehende Krankheit hineingeimpft wird oder ein schwaches Immunsystem nicht ausreichend Schutz bieten kann. Es muß genau unterschieden werden, ob attenuierte Lebendvakzine, Totvakzine oder Toxine verwendet werden und welche Beimischungen dem Impfstoff zugefügt werden, die eventuell Nebenwirkungen hervorrufen können.

Für und Wider

Als Argument gegen Impfungen wird häufig angeführt, daß eine Infektionskrankheit, speziell eine Kinderkrankheit zu einer Verbesserung des Gesundheitszustandes des daran erkrankten Menschen führt. Dies ist eine Beobachtung, die wir bei Kindern tatsächlich machen können. Dagegen steht die Tatsache, daß es

Komplikationen von Infektionskrankheiten gibt wie die Masern-Enzephalitis oder die Rubeolen-Embryopathie.

Gesundheit – Konstitution – Diathese

Das Auftreten einer Infektions- oder Kinderkrankheit zeigt auf jeden Fall das Fehlen einer vollständigen Gesundheit an. Es besteht grundsätzlich die Möglichkeit, daß eine Kinderkrankheit die Gesundheit eines Kindes verbessern, aber auch zu einer Verschlechterung führen kann. Die Konstitution (angeborene und erworbene geistig-seelisch-körperliche Verfassung) und die Diathese (angeborene und erworbene Organschwäche und Systemminderwertigkeit) eines Kindes entscheiden darüber, ob das Kind nach der Erkrankung gesünder oder kränker ist als vorher.

Genauso wie eine Infektionskrankheit kann jede Impfung bei einem Menschen, der eine angeborene Schwäche hat, eine akute oder chronische Krankheit auslösen. Die Erkrankung hat dann eine der vorhandenen individuellen Konstitution und Diathese entsprechende Symptomatik.

Der wirkliche Schutz gegen Krankheiten liegt im Organismus selbst, das heißt, die Selbstheilungstendenzen werden bei Bedrohung in Bewegung gesetzt. Der Schutz muß dort ansetzen, wo die Ursache der Krankheit liegt, denn der Krankheitsprozeß wird von pathogenen Mikroorganismen getragen, die Empfänglichkeit und Anfälligkeit liegt jedoch in uns selbst.

Immer noch liegen viele Fragen und Antworten (über das Prinzip der Ansteckung) im Dunkeln. Warum zum Beispiel infizieren sich bestimmte Personen trotz engen Kontaktes mit hochinfektiösen Mitmenschen eben nicht?

Der scheinbare Schutz wird aus der Sicht mancher Homöopathen mit dem Versuch des Immunsystems erkauft, sich durch katarrhalische und fieberhafte Infekte von Stoffwechselgiften zu befreien. Eine Impfung erzielt entweder eine Reaktion oder keine. Ist der Abwehrmechanismus nicht stark genug, die Wirkung des Impfstoffes vollständig aufzuheben, ist die Reaktion nur leicht. Ein Impfschutz kommt nach einer kräftigen Reaktion zustande. Ist die Reaktion zu stark, kann der Organismus den Krankheitsreiz nicht überwinden und chronische Erkrankungen sind die Folge.

1. Impffähigkeit bei allergischen Kindern

Was man als Impfallergie bezeichnet, sind häufig uner-wünschte Nebenwirkungen, die auf allergischen Reaktionen be-ruhen. Ist bei Patienten eine Nahrungsmittelallergie (z.B. gegen Eiweiß) bekannt, so wird von Grippe-, Masern-, Röteln- und Mumpsimpfungen abgeraten, soweit die Viren wegen der ver-wendeten Kulturverfahren allergenhaltig sein können. Besonders bei Allergikern gilt es in besonderem Maße, das Impfrisiko und den angestrebten Impfschutz genau abzuwägen.

Da Allergiker eine von der Norm abweichende Reaktions-fähigkeit aufweisen, neigen sie auch bei Impfmaßnahmen zu Überreaktionen. Hierbei handelt es sich besonders um diejenigen Allergiker, die als Atopiker gelten. Dies trifft bei unserer Frage-stellung für Kinder zu, die eine Tendenz zu gesteigerter IgE-Produktion und klinisch Hinweise auf Allergie gegen Pollen, Hausstaub, Tiere, Nahrungsmittel oder Symptome von Asthma und atopischer Dermatitis erkennen lassen. Bei diesen Patienten erhebt sich die praktisch wichtige Frage, ob eine geplante Impf-maßnahme dem offensichtlich allergischen Kind zuzumuten ist oder ob es ratsam wäre, bestimmte oder jegliche Schutzimpfun-gen zu unterlassen. Andererseits kann es vorkommen, daß etwa wegen einer besonderen Anfälligkeit gegen bestimmte Infek-tionskrankheiten die Indikation zur Impfung sogar mit mehr Nachdruck zu stellen ist. Zum Beispiel können bei allergischem Asthma stärkeren Grades die Masern oder grippale Infekte wie Influenza eine außerordentliche Belastung darstellen.

2. Was ist zur sogenannten homöopathischen Impfung zu sagen?

Laut Berichten (Roy, 1994) soll die Doppelgabe einer 1000er Potenz einer Nosode zwei bis fünf Jahrzehnte den Organismus vor der betreffenden Krankheit schützen. Bei gleichzeitiger homöo-pathischer Therapie sei bei Einmalgabe eine lebenslange Immunität zu erreichen. Die Verabreichung soll als Doppelgabe, also innerhalb 5 bis 10 Minuten mit drei Globuli oder Tropfen, erfolgen.

Es ist korrekt, daß zum Beispiel die Scharlachimpfung
- bei 10 bis 50% der Patienten schwere lokale Allgemeinreaktionen hervorruft,
- nicht zuverlässig ist,
- nur etwa zehn bis zwölf Jahre wirkt und
- trotzdem häufig ein Scharlach auftritt.

Trotzdem ist die oben aufgeführte Alternative höchst zweifelhaft. Eine Kasuistik stellt die Theorie ebenfalls hochgradig in Frage:

Ein 42jähriger Mann erhält als Reiseprophylaxe für Gambia (Westafrika) eine einmalige Gabe von Malaria-, Typhus- und Hepatitis-Nosode C200. Fünf Tage vor Abschluß der Reise erkrankt der Tourist akut an schwerer Malaria tropica. Eine Chloroquintherapie (Malariatherapie) wird erfolgreich durchgeführt. (Hinweis Malaria + Hepatitis Nos. a. H.)

Grundsatzüberlegungen zu dieser Idee:
- Eine homöopathische Malariatherapie gibt es nicht, denn die homöopathische Heilweise geht ja vom Beschwerdebild eines Erkrankten aus, der mit dem diesen Beschwerden entsprechenden Arzneimittelbild (also einem bestimmten Einzel- oder Komplexmittel) behandelt wird. Einen beschwerdefreien Gesunden kann und braucht man nicht homöopathisch zu behandeln.
- Ebensowenig kann es eine prophylaktische Nosodentherapie geben. Nosoden sind „Impfungen nach durchgemachten Krankheiten". Die Erstauseinandersetzung mit dem krankheitsauslösenden Agens muß erfolgt sein, damit der abgeschwächte, nicht mehr virulente neue Reiz per Information die Abwehrvorgänge stimuliert, den noch nicht vollständig ausregulierten Konfliktherd neu zu bearbeiten und so zur Heilung zu finden.
- Die Malaria ist eine lebensgefährliche Erkrankung, die nicht verschleppt werden darf.
- Die Gefahr, bei einem Aufenthalt in einem Risikogebiet zu erkranken, ist außerordentlich groß.
- Der Trend alternativer Heilmethoden darf nicht zu einem Wildwuchs unkontrollierter und unbegründeter alternativer Methoden und Empfehlungen werden.

Abgrenzung der Nosoden- und Impftherapie

Solange keine klaren Nachweise einer Immunantwort mit Antikörperbildung auf eine prophylaktisch verabfolgte Nosode in einem Organismus nachgewiesen ist, der gesichert noch keinen Kontakt mit dem entsprechenden krankheitsauslösenden Agens hatte, müssen wir uns von dieser Vorgehensweise strikt distanzieren.

Ebenfalls nicht sinnvoll ist der Einsatz von Nosodenpräparaten in *akuten Krankheitsverläufen*. Die Gabe einer Grippe-Nosode während der Patient fiebernd im Bett liegt und den Kontakt zum Grippevirus hat, ist unsinnig. Der Einsatz einer Grippe-Nosode ist aber richtig, wenn ein Patient in die Praxis kommt und sagt: *„Ich habe vor ungefähr sechs Wochen eine Grippe gehabt, die nicht weiter schlimm war. Damals habe ich etwas Aspirin genommen, weitergearbeitet und nicht viel gespürt, aber jetzt geht es mir schlecht. Ich wache nachts auf, bin schweißgebadet, habe Herzklopfen, fühle mich schlapp und müde und alle Muskeln tun mir weh."*

Nosoden können leichte homöopathische Erstreaktionen auslösen. Dieser Grippepatient kann also möglicherweise nochmals Fieber bekommen und sich ein oder zwei Tage ins Bett legen.

XI. Wie sicher sind homöopathische Nosodenzubereitungen?

1. Sicherheit in Bezug auf die Übertragung von HI-Viren

Für eine Reihe von homöopathischen Arzneimitteln (Kombinationsmittel und Injeele der Firma Biologische Heilmittel Heel GmbH) wird menschliches Ausgangsmaterial, und zwar in Form von Nosoden (als Zubereitungen aus menschlichen Krankheitsprodukten) verwendet. Nach dem heutigen Erkenntnisstand ist nicht mit Sicherheit davon auszugehen, daß diese Stoffe nicht HIV-kontaminiert sind, denn selbst wenn nur HIV-seronegative Spender für die Gewinnung menschlichen Nosodenmaterials herangezogen werden, so könnte das verwendete Ausgangsmaterial dennoch HIV-infiziert sein.

Der Grund hierfür liegt darin, daß zwischen der HIV-Infektion eines Menschen und dem ersten Auftreten von Antikörpern ein Zeitraum von bis zu 6 Monaten und länger liegen kann. Es ist daher um so wichtiger, durch den Herstellungsprozeß der betreffenden Arzneimittel zu gewährleisten, daß etwaig vorliegende HI-Viren völlig inaktiviert werden.

Ausschluß der Übertragung von HI-Viren durch homöopathische Arzneimittel

Die Inaktivierung vorhandener HI-Viren im menschlichen Ausgangsmaterial kann durch den Herstellungsprozeß bei der Firma Biologische Heilmittel Heel GmbH garantiert werden. Im einzelnen werden die folgenden Maßnahmen durchgeführt:

▶ **Sterilisierung des Nosoden-Ausgangsmaterials bei 133 °C**
HI-Viren sind hitzelabil. Durch Autoklavieren werden diese Viren sofort inaktiviert. Nach den Maßgaben des amtlichen Arz-

neibuches HAB wird das Ausgangsmaterial für die Herstellung von Nosoden vor der Weiterverarbeitung (z.B. Potenzierung) sterilisiert. Dieser Sterilisationsvorgang wird als 20minütige Dampfsterilisation bei 133 °C durchgeführt. Das so sterilisierte Ausgangsmaterial muß der „Prüfung auf Sterilität" des Arzneibuches entsprechen.

Um die Sicherheit des Sterilisationsprozesses des Ausgangsmaterials mit Hinblick auf eine Übertragung von Bakterien und Viren zu validieren, wurde im Auftrag der Firma Heel 1991 am Battelle-Institut in Frankfurt ein sogenanntes Spiking-Experiment durchgeführt. Hierbei wurde am Beispiel des Herstellungsprozesses der Sinusitis-Nosode überprüft, ob sich bei Beimpfen des Ausgangsmaterials mit Referenzviren nach Durchführung der Sterilisation (20minütige Dampfsterilisation bei 121 °C) und Herstellen verschiedener Verdünnungsstufen (D1 bis D6) noch aktive Viren nachweisen lassen. Als Referenzviren wurde das Vacciniavirus (Familie Poxviridae: behüllte DNA-Viren) und Poliovirus (Familie Picornaviridae: unbehüllte RNA-Viren) verwendet. Es konnte eindeutig nachgewiesen werden, daß auch bei Verwendung virusinfizierten Ausgangsmaterials etwaig vorhandene Viren durch den bei der Firma Heel durchgeführten Herstellungsprozeß vollständig inaktiviert werden.

▶ **Verwendung von Alkohol für die Herstellung von homöopathischen Dezimalverdünnungen**

Das HI-Virus ist auch empfindlich gegenüber Alkohol. Bereits durch eine 5minütige Behandlung mit 20%igem Alkohol wird das Virus inaktiviert.

Gemäß den Nosoden-Herstellungsvorschriften 43 und 44 des HAB wird ab der Herstellung der zweiten Dezimalverdünnung (die Urtinktur entspricht bereits der ersten Dezimalverdünnung D1) 30%iges, für die Herstellung der darauffolgenden Dezimalverdünnungen 43%iges Ethanol verwendet. Bei der Herstellung von Verdünnungsstufen von Immunglobulinen wird ab der Herstellung der sechsten Dezimalverdünnung ebenfalls 43%iges Ethanol verwendet. Auch hieraus ergibt sich eine Inaktivierung eventuell vorhandener HI-Viren.

► **Verdünnungsgrad des verwendeten menschlichen Ausgangsmaterials**

Ein zusätzlicher Sicherheitsfaktor besteht in der homöopathischen Verdünnung der Ausgangsstoffe. In den Kombinationspräparaten liegt als niedrigste Verdünnungsstufe die achte Dezimalverdünnung (D8) vor, die rezepturbedingt im Endprodukt noch weiter verdünnt ist. In den Nosoden-Injeelen (forte) liegt als niedrigste Verdünnungsstufe die sechste Dezimalverdünnung (D6) vor. Daraus folgt, daß eine mindestens 10^6fache Verdünnung des Ausgangsmaterials gegeben ist und der Sicherheitsfaktor dieser Präparate, auch wenn derzeit noch keine Mindestinfektionsdosis angegeben werden kann, noch weiter erhöht wird.

► **Endsterilisation von parenteralen Lösungen**

Die Sterilisation von parenteralen Lösungen (Ampullen) erfolgt nach Maßgaben des HAB und des Pharm EUR, bei 121 °C für 15 Minuten. Für die Sicherheit dieser Sterilisation gilt das unter „Sterilisierung des Nosoden-Ausgangsmaterials" Gesagte.

Zusammenfassung

Durch die oben aufgeführten validierten Maßnahmen ist eindeutig garantiert, daß HI-Viren, die möglicherweise im für die Herstellung homöopathischer Arzneimittel verwendeten menschlichen Ausgangsmaterial vorhanden sind, während des Herstellprozesses inaktiviert werden. Eine Übertragung infektiöser Viren auf den Patienten ist daher ausgeschlossen.

2. Sicherheit in Bezug auf die Übertragung von BSE

Wie man den Angaben über die Zusammensetzung der Präparate entnehmen kann, stammen fast alle zur Herstellung antihomotoxischer Präparate verwendeten tierischen Organpräparate vom Schwein.

Bei der Spezies Schwein als Spendertier für Organauszüge ist bisher weltweit kein einziger Fall einer spontan aufgetretenen spongiformen Enzephalopathie beobachtet worden. Auch die einzige bisher beschriebene experimentelle Infektion eines Schweines mit BSE-haltigem Material vom Rind kam nur nach gleichzeitiger intrazerebraler, intravenöser und intraperitonealer Injektion hoher Erregerdosen zustande (Danner, 1991). Eine Infektion mit dem BSE-auslösenden Agens über vom Schwein gewonnene Organpräparate darf demnach als praktisch unmöglich gelten. Folgerichtig wurde die Spezies Schwein in die Risiko-Abwehrmaßnahmen der EU, so z.b. die Note for Guidance on minimising the risk of transmitting animal spongiform encephalopathy agents via human and veterinary medicinal products vom Februar 2001 gar nicht erst mit einbezogen.

Die zuletzt genannte EU-Entscheidung vom Februar 2001 bezieht sich ausschließlich auf Arzneimittel, die Bestandteile, oder Trägerstoffe von Wiederkäuern enthalten oder denen Ausgangsmaterialien von Wiederkäuern während der Herstellung verwendet werden. Während Bestandteile, die von Wiederkäuern gewonnen werden, in den Humanarzneimitteln der Firma Heel nicht mehr enthalten sind, werden für Trägerstoffe sowie Ausgangsmaterialien, die vom Wiederkäuer stammen, die entsprechenden Bestimmungen der EU sowie die nationalen Regelungen erfüllt. Die Sicherheit im Bezug auf die Übertragung von transmissiblen spongiformen Encephalopathien ist damit schon allein aufgrund der entfallenden Verwendung von Bestandteilen von Wiederkäuern in den genannten Arzneimittel sowie der Übereinstimmung von Träger- und Ausgangsstoffen mit den EU- sowie nationalen Regelungen nach dem gegenwärtigen Stand als erfüllt anzusehen.

Soweit in Präparatevarianten in Einzelfällen noch Bestandteile von Wiederkäuern enthalten sind (Pyrogenium, Fel tauri, Natrium choleinicum), gelten für die Kälber, von denen diese Präparate gewonnen werden, nach wie vor folgende Auflagen:

▶ In der genannten BGA-Bekanntmachung vom 16.02.1994 werden die für die Herstellung von Arzneimitteln verwendeten Ausgangsstoffe hinsichtlich der Kriterien Herkunft der Spendertiere, Art des Ausgangsstoffes, Abreicherung und Inaktivierung infektiöser Erreger, Ausgangsmaterial pro Tagesdosis, Anzahl der Tagesdosen sowie Applikationsart zahlenmäßig (Faktoren) bewertet. Die sich hieraus ergebende Faktorensumme wird als Maß für die Sicherheit des jeweiligen Arzneimittels angesehen. Alle der im Verkehr befindlichen Heel-Arzneimittel erreichen die in der Bekanntmachung vom

16.02.1994 geforderte Faktorensumme und können damit als sicher gelten.

- ▶ Die Spendertiere stammen ausschließlich aus Deutschland.
- ▶ Bei einem infizierten Tier sind die verschiedenen Organe, Gewebe, Sekrete und Exkrete unterschiedlich mit Erregern belastet. Die von uns verwendeten Ausgangsstoffe gehören generell zu den nach bisherigem Erkenntnisstand am wenigsten infektiösen Geweben.
- ▶ Da die Firma Heel *homöopathische* Arzneimittel herstellt, erfolgt bis zum Endprodukt eine Verdünnung um mehrere Zehnerpotenzen, die bezogen auf die BSE-Problematik als sicherheitserhöhende Maßnahme wirkt.
- ▶ Zusätzlich zu diesem Verdünnungseffekt werden alle Heel-Injektabilia, die Organpräparate tierischen Ursprungs enthalten, einer Sterilisation nach Pharm. EUR unterzogen. Auch diese Maßnahme ist nach den „Zoonosen-Empfehlungen" des Bundesministeriums für Gesundheit vom 15.08.1991 als infektiositätsmindernd anzusehen.
- ▶ Ein weiterer risikomindernder Gesichtspunkt liegt in der Spezies-Spezifität der Erreger von spongiformen Enzephalopathien. Danner (1991) geht von einem Faktor von 10^5 bis 10^7 aus, um den die Erregerdosen zur Infektion einer anderen Spezies als der eigentlichen Wirtsspezies, also bei einem Übergang von Tier auf Mensch, erhöht sein müssen.

Jede der dargestellten Maßnahmen trägt für sich zu einer Erhöhung der Sicherheit in Bezug auf die BSE-Übertragung bei. Darüber hinaus hält die Firma Heel bei der Herstellung ihrer Organpräparate selbstverständlich die in den „Zoonosen-Empfehlungen" des Bundesministeriums für Gesundheit aufgestellten zusätzlichen Forderungen (speziell kontrollierte und tierärztlich überwachte Haltung der Spendertiere, Bezug ausschließlich aus Deutschland, keine Verfütterung tiermehlhaltiger Futtermittel, Alter der Spendertiere unter 6 Monate) ein.
Die Kombination der aufgeführten Maßnahmen bewirkt eine so hohe Reduktion eines theoretisch möglicherweise vorhandenen Infektionstiters, daß von einer größtmöglichen Sicherheit der Heel-Präparate in Bezug auf die Übertragung spongiformer Enzephalopathien ausgegangen werden kann. Die nach der BGA-Bekanntmachung vom 16.02.1994 erforderliche Faktorensumme

wird von allen auf dem Markt befindlichen Heel-Präparaten erreicht. Die Humanarzneimittel der Firma Heel enthalten ohnehin keine von Wiederkäuern gewonnenen arzneilichen Bestandteile.

XII. Therapie mit Nosoden

Die vielfältigen therapeutischen Möglichkeiten mit Nosoden sollen anhand einiger Fallbeispiele dargestellt werden.

1. Kasuistiken

1.1 Fall 1: Parainfektiöses Rheumatoid

Aus der Anamnese entnehmen wir bei dem 34jährigen Patient eine gehäufte Anfälligkeit zu Tonsillitis in der frühen Kindheit. Mit acht Jahren erfolgte die Tonsillektomie. Im Pubertätsalter entwickelte sich eine chronisch-rezidivierende Sinusitis, die saisonal überlagert wurde von einer Pollinose mit starker Sinurhinitis und Konjunktivitis. Sowohl im Rahmen der frühkindlichen Tonsillitiden als auch während der wiederholten Sinusitiden wurde der Patient mit verschiedenen Antibiotika therapiert.

Mit 31 Jahren erkrankt der Patient im Rahmen eines akuten fieberhaften grippalen Infektes mit einer schmerzhaften Arthritis, die sich bevorzugt am rechten Kniegelenk, am rechten Sprunggelenk und in den Handgelenken darstellt. Es erfolgte die stationäre Einweisung unter der Diagnose akutes rheumatisches Fieber.

Die klinische Untersuchung ergab eine erhöhte CRP-Reaktion im Serum sowie eine Leukozytose von 12 000 und eine BSG-Erhöhung von 75/90. Es bestand ein hochgradiger Kniegelenkserguß, im Punktat waren keine Erreger nachweisbar.

Der Patient wurde wegen der Gelenksymptomatik mit 2mal 50 mg Diclofenac behandelt. Im Verlauf von einer Woche wurden die Gelenkschmerzen geringer und der Erguß bildete sich zurück. Es trat jedoch eine Colitis ulcerosa auf, die koloskopisch und histologisch belegt wurde. Es erfolgte die Therapie mit Salazosulfapyridin.

Die Entlassungsdiagnosen: akute rheumatische Arthritis, Colitis ulcerosa. Die Therapieempfehlung: Fortsetzung der antirheumatischen Therapie mit Diclofenac neben der chemotherapeutischen Behandlung der Kolitis und bei Bedarf und nicht ausreichender Unterdrückung der Symptomatik Kortison.

Nach Entlassung suchte der Patient eine naturheilkundliche internistische Facharztpraxis auf. Es wurde folgende Therapie in Form der Auto-Sanguis-Stufenkur durchgeführt:

1. Stufe   Podophyllum compositum
(als spezifisches Komplexhomöopathikum bei chronischer Darmentzündung) +
Traumeel S
(als entzündungshemmendes Mittel, speziell bei Blutungsneigung)
als i.v.-Injektion

2. Stufe   Lymphomyosot
(als Stimulans für lymphatische Abwehrreaktionen) +
Hepeel
(als leberstoffwechselfördernde Arznei)
als s.c.-Injektion

3. Stufe   Mucosa compositum
(als Regenerationshilfe der Schleimhautsysteme) +
Ubichinon compositum Ampullen
(als Biokatalysator)
als s.c.-Injektion

4. Stufe   die ätiologische Nosode Sinusitis-Nosode-Injeel im Wechsel mit der ebenfalls ätiologisch ausgesuchten Nosode Tonsillitis-Nosode-Injeel
als s.c.-Injektion

Gleichzeitig wurde eine probiotische Therapie zur Darmsanierung durchgeführt mit entsprechender diätetischer Anleitung. Innerhalb von vier Wochen wurden sowohl die nichtsteroidalen Antirheumatika als auch das Chemotherapeutikum für den Darm ausgeschlichen.

Die Befindlichkeit des Patienten, der bei seinem Erscheinen in der Praxis zwar seine quälenden Symptome los hatte, sich aber insgesamt sehr geschwächt und schlecht fühlte, besserte sich auffallend schnell. Nach einem Vierteljahr waren das Blutbild und die anfänglich positiven Rheumawerte negativ, die BSG 4/10. Die probiotische Therapie wurde insgesamt ein halbes Jahr durchgeführt, die Auto-Sanguis-Stufenkur erstreckte sich über zwanzig Sitzungen. Ein halbes Jahr nach dieser Therapie wurde noch eine Eigenblut-Gegensensibilisierung wegen der saisonalen Pollinose durchgeführt, unter der sich dann auch die restliche chronische Sinusitis ausregulieren ließ.

Der Patient ist jetzt seit drei Jahren vollkommen beschwerdefrei. Er hat weder im Bereich der Gelenke noch im Bereich des Darmes je wieder eine krankhafte Symptomatik entwickelt.

Diskussion

Wenn wir die Ordnungstabelle der Homotoxikologie betrachten, dann verstehen wir die Pathogenese des Krankheitsgeschehens sehr gut. Aus der mehrfach rezidivierenden und therapeutisch unterdrückten Tonsillitis, deren Erfolgsorgan operativ entfernt wurde, entwickelte sich in negativer (progressiver) Vikariation eine chronisch-rezidivierende Sinusitis mit Muschelhyperplasie, die in häufigen akuten Schüben verlief. Es bestand eine allgemeine Krankheitsanfälligkeit.

Im Rahmen einer grippalen Virusinfektion trat eine weitere Überforderung der Abwehrsituation ein, und es erfolgte eine erneute negative (progressive) Vikariation unter Entwicklung des rheumatischen Gelenkprozesses. Wieder erfolgte eine therapeutische Unterdrückung, dieses Mal mit nichtsteroidalen Antirheumatika, weshalb in der Folge die Immunsituation sich in Richtung einer Autoaggression verschlechterte, die sich klinisch in dem klassischen Bild der Colitis ulcerosa äußerte. Auch diese wurde symptomatisch therapeutisch unterdrückt, der Körper hatte keine Möglichkeit zu einer Toxinelimination und die verzweifelten Abwehrversuche wurden ebenfalls therapeutisch gehindert. Deutlich können wir das beobachten an der extrem schlechten Befindlichkeit und dem Erschöpfungssyndrom, über das der Patient am Anfang in der Praxis klagte.

Nachdem mit der antihomotoxischen Therapie und der Darmsanierung begonnen wurde, die Entgiftungsschleusen quasi geöffnet wurden und gleichzeitig die immunologischen Potenzen unterstützt wurden, trat eine rasche Besserung der Befindlichkeit ein. Jedoch können wir davon ausgehen, daß die Sanierung der eigentlichen Krankheitsherde durch den Einsatz der Nosoden erreicht werden konnten. Wir sehen, welche Schlüsselfunktion Nosoden haben, wenn es darum geht, eine chronisch-progrediente Erkrankung in die Selbstheilung zurückzuführen.

1.2 Fall 2: Colitis ulcerosa

Im folgenden wird der Fall eines 7jährigen Mädchens mit einer schweren Colitis ulcerosa mit begleitender Anämie und einer auffallenden Melancholie, die unter der Chemotherapie des Darmes aufgetreten war, beschrieben. Das Kind erhielt neben der Chemotherapie regelmäßige Kortisoneinläufe, und es wurde von der Kinderklinik, die das Mädchen behandelt hat, eine unterstützende Therapie mit Diazepam wegen der Verstimmungszustände empfohlen.

Die Mutter des Mädchens konnte sich mit diesem Therapiekonzept nicht abfinden, zumal das Kind sich trotz dieser Therapie nicht erholen konnte. Sie suchte deshalb eine naturheilkundlich orientierte internistische Fachpraxis auf.

In der Anamnese fand sich im dritten Lebensjahr eine schwere Pyelonephritis, weshalb das Kind bereits damals in der Kinderklinik behandelt wurde und über einen längeren Zeitraum mit Sulfonamidabkömmlingen eingestellt worden war. Das Mädchen erholte sich nur sehr langsam und war in den folgenden Jahren krankheitsanfällig. Auffällig waren gehäufte Durchfälle.

Das naturheilkundliche Therapiekonzept sah wie folgt aus:

- Podophyllum compositum   2mal täglich 15 Tropfen
  (als spezifisches Komplexhomöopathikum für die chronische Darmentzündung)
- Traumeel S   2mal täglich 1 Tablette
  (als entzündungshemmendes Mittel bei Neigung zu blutigen Entzündungen)
- Hepeel   2mal täglich 1 Tablette
  (zur Unterstützung der Leberfunktion, die durch die chemischen Pharmaka belastet war)

Zweimal in der Woche wurde eine subkutane Injektion mit der Cystopyelonephritis-Nosode und mit dem Sulfonamid-Injeel als homöopathisiertem Allopathikum durchgeführt. Weiterhin erhielt das Mädchen Ferrum phosphoricum D6 (wegen der Neigung zur Diarrhö und als Katalysator für die vorliegende Anämie), 2mal täglich 1 Tablette und eine klassische probiotische Therapie.

Innerhalb von drei Monaten konnten sämtliche chemischen Pharmaka langsam abgesetzt werden und das Kind erholte sich erstaunlich schnell. Es wurden insgesamt zehnmal die Nosode und das homöopathisierte Allopathikum injiziert. Die probiotische Therapie wurde $1^1/_2$ Jahre konsequent mit entsprechender diätetischer Begleitung durchgeführt.

Inzwischen sind zehn Jahre vergangen und das Mädchen ist eine gesunde, psychisch belastbare, klar strukturierte kleine Persönlichkeit.

Diskussion

Aus dem Verlauf dieser Krankheitsgeschichte kann man schließen, daß diese schwere Autoaggressionserkrankung des Darmes als negative (progressive) Vikariation der vormals bestehenden Cystopyelonephritis verstanden werden kann, die therapeutisch mit Sulfonamidabkömmlingen behandelt worden war. Auch hier waren sicher die symptomatisch antihomotoxisch eingesetzten Mittel zwar unerläßliche Bausteine zur Ausleitung der Homotoxinbelastungssituation, die eigentliche Wende aber brachten sicher die ätiologisch ausgesuchte Nosode und das homöopathisierte Allopathikum, das im Sinne einer Nosode eingesetzt wurde, da offenbar als toxische Nebenwirkung die Entwicklung einer Colitis ulcerosa mit induziert worden war.

1.3 Fall 3: Rezidivierende Streptokokken-Angina

Ein 12jähriger Junge, der innerhalb von einem halben Jahr viermal eine Streptokokken-Angina durchgemacht hat, wurde jeweils mit Penicillin therapiert. Er war in seiner sonst sehr lebendigen Aktivität auffällig reduziert, litt unter Konzentrationsstörungen, und die schulischen Leistungen waren augenfällig zurückgegangen. Zweimal waren während der antibiotischen Therapie und einige Zeit danach Diarrhöen aufgetreten.

Der ASL-Titer (Antistreptolysintiter) war zweifach positiv, die Tonsillen mittelgroß, zerklüftet, die Zunge stark weiß bis bräunlich belegt und die Halslymphknoten waren, links mehr als rechts, leicht vergrößert. Konstitutionell zeigte sich der Junge als lymphatisch stigmatisiert. Der mikrobiologische Befund lautete: Hyperazidität des Darmes, deutliche Wachstumshemmung der Escherichia-coli-Flora.

Die Behandlung:
► Mikrobiologische Therapie mit Symbionten unter strikter zuckerfreier Diät.

- Perorale Eigenbluttherapie in potenzierter Form (siehe Hinweis S. 17), jeweils eine Woche C7 täglich, eine Woche C9 täglich, eine Woche C12 täglich und weitere drei Wochen C12 zweimal wöchentlich in einer Dosierung von 2mal 5 Tropfen nüchtern.

- Als konstitutionsbezogene Homöotherapie wurde Calcoheel, angezeigt bei Lymphatismus, 2mal täglich 1 Tablette, eingesetzt, nachdem der Junge beim ersten Besuch eine Gabe von Tuberculinum D200 als Erb-Nosode bei chronisch-exsudativer Diathese bekommen hatte.

- Die Nosodentherapie wurde in diesem Fall peroral verabfolgt, da der kleine Patient eine panische Angst vor Spritzen hatte. Er erhielt Tonsillitis-Nosode-Injeel und Streptococcus haemolyticus-Nosode-Injeel, 1mal wöchentlich im Wechsel als Trinkampulle. Zusätzlich trank er zu beiden Nosoden eine Ampulle Penicillin-Injeel.

Innerhalb von sechs Wochen wurde der Knabe wieder zu einem gesund lebhaften, vor Kraft strotzenden Kind, der Zungenbelag verschwand, die Lymphknotenschwellungen gingen zurück und nach zehn Wochen war der ASL-Titer negativ. In den folgenden drei Jahren der Nachbeobachtung ist keine Tonsillitis mehr aufgetreten.

Diskussion

Im Reckewegschen Sinne liegt hier eine gedrosselte Reaktionsphase vor, die in eine Chronifizierung geraten ist aufgrund einer wiederholten toxischen Belastung durch Streptokokken und durch eine therapeutisch mitinduzierte Abwehrschwäche im Bereich des darmassoziierten Immunsystems. Durch die Kombination der probiotischen Therapie mit der Eigenblut-Nosodenbehandlung hat eine Immunmodulation eingesetzt, die das Kind aus seiner Anfälligkeit herausholte und die reduzierte Befindlichkeit auflöste.

Die ätiologisch ausgewählte Organ(Tonsillitis)- und Erreger (Streptococcus haemolyticus)-Nosode hat offensichtlich die Krankheit kausal ausregulieren können. Sicher war es hier wichtig, das homöopathisierte Allopathikum (Penicillin-Injeel) einzusetzen, da damit die nebenwirkungsbedingte Immunsuppression aufgearbeitet wurde.

1.4 Fall 4: Colitis ulcerosa, Psychosomatose

Eine 32jährige Patientin – kindliches Gesicht, auffallend bemüht, gefällig zu sein, ängstliche Grundhaltung – wurde in einer naturheilkundlich orientierten internistischen Fachpraxis vorstellig. In der Pubertät trat eine ausgeprägte Prüfungsangst auf, begleitet mit der Tendenz zu plötzlichem Stuhldrang mit Diarrhöen. Mit 18 Jahren, an der Schwelle zur Berufstätigkeit, begannen erste Symptome einer Colitis ulcerosa. Die koloskopisch und histologisch verifizierte chronisch-entzündliche Darmerkrankung verlief schubartig, jeweils im Zusammenhang mit lebensverändernden Umständen, unabhängig von deren Qualität. Eheschließung und Schwangerschaft, also freudige Ereignisse, und die Übernahme der Pflege der kranken, sehr dominanten Schwiegermutter, also belastende Umstände, bewirkten heftige aktivierte Krankheitsschübe.

Unter der Dauertherapie mit chemotherapeutischen Medikamenten trat eine ängstlich getönte Depression auf, die mit einem anxiolytischen Psychopharmakon behandelt wurde. Die akuten Schübe wurden jeweils mit systemischen Kortisonpräparaten unterdrückt. Unter dieser Kombinationsbehandlung trat eine Hepatitis mit deutlich erhöhter Transaminasenaktivtät auf.

Die mikrobiologische Untersuchung ergab: Hyperazidität, starke Wachstumshemmung der Mikroflora. Laborchemie: Transaminaseerhöhungen (GOT 36, GPT 48, γ-GT 150, Hepatitisserologie negativ, kein Nachweis einer autoaggressiven Komponente). Es bestand eine BSG-Erhöhung von 46/75 und eine Eisenmangelanämie.

Die ganzheitliche biologische Behandlung: Podophyllum compositum und Hepeel, 2mal wöchentlich als Subkutaninjektion, perorale Eisensubstitution, dazu Ferrum phosphoricum D6, 2mal täglich. Konsequente probiotische Symbiontenaufforstung unter strikter Zuckerenthaltung.

Als konstitutionelles, psychosomatisch gerichtetes Homöopathikum wurde Argentum nitricum mit dem Leitsymptom Prüfungsangst in einer D30, 1mal wöchentlich eine Gabe und bei Bedarf zusätzlich eine Gabe, eingesetzt. Zu Beginn erhielt die Patientin eine einmalige Gabe von Argentum nitricum D200.

Als Nosode wurde hier ein nach dem homöopathischen Simile-Prinzip ausgesuchtes Präparat gewählt. 2mal wöchentlich wurde das Salmonella typhi-Nosode-Injeel subkutan gespritzt.

Da die Patientin aufgrund ihrer religiösen Überzeugung einer Eigenbluttherapie nicht zustimmen konnte, verzichteten wir auf die, sonst sicher optimale, Möglichkeit der Auto-Sanguis-Stufenkur.

In häufigen ärztlichen Gesprächen wurde versucht, der Patientin das gesunde Recht der Abgrenzung und der Mut zur Entwicklung eines gesunden Selbstwertgefühles vermittelt, und es kam ein sehr positiver Bewußtwerdungsprozeß in Gang.

Nach einem halben Jahr waren alle chemischen Pharmaka abgesetzt, die Transaminasen normalisierten sich innerhalb eines weiteren Vierteljahres, die Anämie verschwand.

In der Nachbeobachtung von nunmehr zehn Jahren ist nie mehr ein Rezidiv der Colitis ulcerosa aufgetreten, auch die koloskopischen Kontrollen ergaben eine vollständige Remission des chronisch-entzündlichen Darmprozesses.

Diskussion

Es handelt sich bei dieser Patientin und ihrer Krankheit sicher um einen ausgesprochen psychosomatischen Prozeß. Hier war also eine ganzheitliche Therapiekonzeption unbedingt erforderlich, um eine totale Ausregulierung zu erzielen. Nur weil eben die psychische Ebene sowohl durch Gespräche als auch durch entsprechend verabfolgte Homöopathika (Argentum nitricum) bearbeitet wurde, war es dann leicht möglich, mit Hilfe der entsprechenden symptombezogenen antihomotoxischen Heilmittel eine Remission zu erreichen. Deshalb war auch in diesem Fall die Auswahl der Nosode über den Weg der symptomatischen Ähnlichkeit ausgewählt.

1.5 Fall 5: Verdacht auf Impfschaden

Im folgenden wird ein 67jähriger Patient – pyknisch, lymphatisch, allergische Diathese mit Vikariation zwischen Pollinose und Ekzem und chronischen Verdauungsstörungen – mit Verdacht auf Impfschaden beschrieben.

Im Herbst 1995 hatte sich der Patient wegen eines geplanten Wanderurlaubs in Österreich auf eigenen Wunsch einer FSME-Impfung unterzogen, nach der er sich in den ersten Tagen sehr schlecht fühlte, ohne direkte körperliche Symptome zu bemerken. Im Verlauf von sechs Wochen trat eine zunehmende Lidheberschwäche und Augenmuskelschwäche rechts auf und die Befindlichkeit war erheblich gestört. Der Patient wurde zunehmend depressiv.

Der hinzugezogene Neurologe diagnostizierte eine beginnende Myasthenia gravis, weshalb eine Therapie mit einem Cholinergikum, später ergänzt durch Kortison und einem Zytostatikum begonnen wurde. Die Frage einer möglichen Nachwirkung der FSME-Impfung wurde diskutiert.

Die begleitende ganzheitliche biologische Therapie setzte sich aus folgenden Teilaspekten zusammen:

- ► Traumeel S und Hepeel peroral als entzündungshemmende und leberfunktionsanregende Arzneien.
- ► Cerebrum compositum NM und Musculi oculi suis-Injeel als Organregenerationshilfen, 2mal wöchentlich subkutan.
- ► 1mal wöchentlich wurde eine hämatogene Oxidationstherapie (HOT) nach Wehrli durchgeführt und an einem Tag, auch 1mal wöchentlich, erhielt der Patient eine Vitamin-C-Infusion mit einer Dosis von 10 g. Im übrigen wurden Antioxidanzien eingesetzt.
- ► Aufgrund der Vorgeschichte und dem Verdacht, daß als auslösende Ursache die FSME-Impfung eine Rolle gespielt haben könnte, veranlaßten wir eine Sonderanfertigung eines Potenzaccordes von D12/D30/D200 des FSME-Impfstoffes in peroraler Applikationsform. Diese Nosode wurde 2mal wöchentlich in einer Dosis von 2mal 5 Tropfen eingenommen.

Das Zytostatikum wurde bereits zu Beginn der Nosodentherapie abgesetzt, die Dosis des Cholinergikums konnte innerhalb von vier Wochen auf ein Drittel der Anfangsdosis reduziert und das Kortison ganz ausgeschlichen werden.

Die Gesamtbefindlichkeit wurde schnell besser, die depressive Verstimmung ist aufgelöst, verständlich, wenn man weiß, nicht den Rest seines Lebens mit Augenklappe unter Menschen gehen zu müssen.

Diskussion

In diesem Fall ist offensichtlich die Nosode tatsächlich das Zünglein an der Waage gewesen. Hier bewahrheitet sich in Analogie die Aussage:

Therapie mit Nosoden

„Es heilt die Wunde der Speer nur, der sie schlug." Vielleicht müssen wir aufmerksamer mit der Problematik von Impfreaktionen umgehen lernen. *Diese sind nicht wie allergische Früh- oder Spätsymptome zu verstehen, sondern es handelt sich offenbar um Vikariationsphänomene, die zur Entwicklung von krankhaften, körperlichen oder psychischen Störungen oft längere Zeit dauern. So muß man mit klinisch stummen Phasen rechnen, und dann ist die Korrelation zwischen der später auftretenden Erkrankung und einer vorausgegangenen Impfung nicht augenscheinlich genug, um in Betracht gezogen zu werden.*

Dieses letzte Fallbeispiel sollte uns helfen, die Nutzung von Impfnosoden als wertvollen Baustein in unsere ganzheitliche Therapie einzubeziehen.

2. Therapievorschläge

Eine besonders elegante Methode, die Nosoden in ein antihomotoxisches Konzept einzubringen, stellt die Auto-Sanguis-Stufentherapie dar. Grundsätzlich sollten dabei die Nosoden in der letzten Stufe dieser speziellen Behandlungsart eingesetzt werden, bei der es sich um eine Kombination einer Eigenblut-Nosodentherapie mit antihomotoxischen Heilmitteln handelt.

Im folgenden finden Sie einige Therapievorschläge anhand bestimmter, in der Praxis häufig vorkommender Indikationen.

2.1 Chronisch-rezidivierende Tonsillitis oder tonsillenbedingte Herdbelastung

Auto-Sanguis-Stufenkur:

1. Traumeel S	i.v.
2. Lymphomyosot N	s.c.
3. Tonsilla suis-Injeel	s.c.
4. *Tonsillitis-Nosode-Injeel*	*s.c.*
Penicillin-Injeel	
(wenn Erstinfektion entsprechend therapiert)	

2.2 Chronische Sinusitis oder sinugenbedingte Herdbelastung

Auto-Sanguis-Stufenkur:

1. Traumeel S	i.v.
2. Lymphomyosot N	s.c.
3. Mucosa compositum	s.c.
4. *Sinusitis-Nosode-Injeel*	*s.c.*
Echinacea compositum S	
Doxycyclin-Injeel	
(falls entsprechend vorbehandelt)	

2.3 Asthma

Auto-Sanguis-Stufenkur:

1. Traumeel S	i.v.
evtl. kombiniert mit anderen, den Leit-symptomen entsprechenden Komplexmitteln	
2. Lymphomyosot N	s.c.
3. Mucosa compositum	s.c.
oder	
Bronchus suis-Injeel	
4. *Histamin-Injeel*	*s.c.*
(bei Extrinsic-Asthma)	
oder	
Asthma-Nosode-Injeel	
Tuberculinum-Injeel	
(als konstitutionell wirksame Erb-Nosode)	
Doxycyclin-Injeel	
(falls entsprechend vorbehandelt)	

Therapie mit Nosoden

2.4 Stoffwechselstörungen

Auto-Sanguis-Stufenkur:

1.	Traumeel S	i.v.
	Lymphomyosot N	
2.	Hepeel	s.c.
	Coenzyme compositum Ampullen	
3.	Hepar compositum N	s.c.
	Solidago compositum SN	
	Mucosa compositum	
4.	*Medorrhinum-Injeel*	*s.c.*
	oder	
	Psorinoheel	
	Echinacea compositum SN	

Wie wir aus den dargelegten Vorschlägen leicht entnehmen können, werden die antihomotoxischen Heilmittel bei der Auto-Sanguis-Stufentherapie in besonderer Weise plaziert:
1. Symptombezogene Heilmittel
2. Terrainmittel
3. Suis-Organpräparate
4. *Nosoden*

XIII. Schlußbetrachtung

In jahrzehntelanger Erfahrung im Umgang mit Nosoden hat sich herausgestellt, daß diese speziellen Heilmittel offenbar eine enorme katalysatorische Wirkung haben, die bei chronischen Krankheitsprozessen die immunologische Reagibilität wieder anstoßen und toxinentlastende Stoffwechseldynamisierungen ermöglichen. Gerade bei der in unserer Zeit so ausgeprägten Schadstoffbelastung unserer Organismen sind wir auf die entblockierenden Zündkerzeneffekte solcher Heilmittel besonders angewiesen.

Wir kennen aus der Forschung um die Wirksamkeit von homöopathischen Hochpotenzen das Phänomen, daß ein Organismus nach Einnahme einer Hochpotenz von Sulfur, große Mengen Sulfur zur Ausscheidung bringt. Das gleiche Wirkprinzip verfolgen wir therapeutisch durch den Einsatz von hochpotenzierten Nosoden bei Krankheiten, die infolge von Schadstoffbelastungen aufgetreten sind. Die klinische Medizin bietet in solchen Fällen wenige gezielte therapeutische Möglichkeiten.

Das Wissen um das Wirkungsphänomen von Nosoden läßt sich bis in die Mythologie der Völker zurückverfolgen, die Nutzanwendung dieser besonderen Heilmöglichkeit war allerdings zu keiner Zeit dringlicher und aktueller als heute.

XIV. Alphabetische Präparatelisten

1. Nosoden

Es folgen detaillierte Angaben zu den einzelnen Nosodenpräparaten bezüglich Inhaltsstoffe, Anwendungsgebiete, Ausgangssubstanzen, Herstellungsvorschriften, Verdünnungsschritten und Bezugsquellen.

Aus Platzgünden ist die Angabe der Bezugsgrößen und -mengen bei den einzelnen Präparaten nicht aufgeführt. Für alle Prä-parate gilt:

Injeel: 1,1 ml Injektionslösung enthalten je 0,367 ml der angegebenen Potenzstufen.

Injeel forte: 1,1 ml Injektionslösung enthalten je 0,275 ml der angegebenen Potenzstufen.

Adenoma mammae-Injeel D12, D30, D200

Die Anwendungsgebiete gemäß *Homoeopathia antihomotoxica von Reckeweg:* Mehr oder minder schmerzhafte kugelige, kleinknotige, derbe, benigne Mammaknoten, meist diffus/multipel im Sinne einer „Schrotkugelbrust" mit typischer prämenstrueller Verschlimmerung der Beschwerden.

Ausgangssubstanz: Operativ entfernte Knoten (Adenome) der humanen Brustdrüsen.

Herstellungsvorschrift/Verdünnungsvorschrift: 43/1:10

Adenoma prostatae-Injeel D10, D30, D200

Die Anwendungsgebiete gemäß *Homoeopathia antihomotoxica von Reckeweg:* Prostatitis, Prostataadenom, Dysurie, Strangurie; im Rahmen der sonstigen antihomotoxischen Therapie auch bei Prostatakarzinom.

Ausgangssubstanz: Operativ entfernte Prostata mit darin enthaltenen Knoten (Adenome).

Herstellungsvorschrift/Verdünnungsvorschrift: 43/1:10

Alphabetische Präparatelisten

Appendicitis-Nosode-Injeel D10, D30, D200

Die Anwendungsgebiete gemäß *Homoeopathia antihomotoxica von Reckeweg:* Chronische Lymphdrüsenschwellungen. Appendizitische Reizzustände. Versuchsweise bei chronischer Obstipation.

Ausgangssubstanz: Operativ entfernter, entzündeter Wurmfortsatz des Blinddarms.

Herstellungsvorschrift/Verdünnungsvorschrift: 43/1:10

Asthma-Nosode-Injeel D10, D30, D200

Die Anwendungsgebiete gemäß *Homoeopathia antihomotoxica von Reckeweg:* Asthma bronchiale. Emphysem. Chronische Bronchitis. Stauungslunge. Silikose. Zyanose. Empirisch bewährt auch bei Keuchhustenanfällen, Harnträufeln, spastischer Obstipation, chronischen Ekzemen und Angstzuständen jeder Art, Platzangst (auch bei Kindern). Zur Anregung der Histaminentgiftung bei sonstigen Imprägnationsphasen.

Ausgangssubstanz: Bei Abklingen eines Asthma-Anfalls vom Asthma-Kranken gewonnenes Expektorat.

Herstellungsvorschrift/Verdünnungsvorschrift: 44/1:9

Bacillinum-Injeel D20, D30, D200

Bacillinum-Injeel forte D15, D20, D30, D200

Die Anwendungsgebiete gemäß der Aufbereitungsmonographie Tuberculinum-BURNETT-Nosode entsprechen dem homöopathischen Arzneimittelbild. Dazu gehören: Entzündungen der Atemwege. Hautkrankheiten. Kopfschmerzen. Schwächezustände.

Enthalten in: Psorinoheel N

Ausgangssubstanz: Aus einer verkästen Kaverne bei Operation gewonnenes, zerfallenes und verkästes Gewebe in Lungenkavernen.

Herstellungsvorschrift/Verdünnungsvorschrift: 43/1:10

Bacterium coli-Injeel D12, D30, D200

Bacterium coli-Injeel forte D6, D12, D30, D200

Die Anwendungsgebiete gemäß *Homoeopathia antihomotoxica von Reckeweg:* Müdigkeit. Körperliche und geistige Erschöpfbarkeit. Anwendung falscher Worte. Gedächtnisverlust für letzte Ereignisse. Furchtsamkeit und Unentschlossenheit, häufig verbunden mit Meteorismus. Frösteln nach dem Essen. Zunge weiß-gelblich belegt mit rotem Strich in der Mitte. Auch bei Urintenesmen und trübem, übelriechendem Urin. Verschlimmerung durch feuchte Kälte. Julian weist auf gute Wirkungen bei Salpingitis (zu interponieren bei chronischer Adnexitis), Zystitis, Nierensteinen, Cholangitis und depressiven Psychosen hin. Besonders indiziert nach Therapie mit Antibiotika, die ja bekanntlich die physiologische E.-coli-Flora im Darm mehr oder minder schädigen (Darm-Dysbiose) und bei sonstigen Antibiotikaschäden.

Ausgangssubstanz: Escherichia-coli-Bakterienkultur $(10^7$ KBE/g), sterilisiert.

Herstellungsvorschrift/Verdünnungsvorschrift: 44/1:9

Bacterium lactis aerogenes-Injeel D12, D30, D200

Die Anwendungsgebiete gemäß *Homoeopathia antihomotoxica von Reckeweg:* Nach Schädigungen der Darmflora durch Antibiotika. Ferner als Nebenmittel bei Avitaminosen und bei Pankreatitis, Ernährungsstörungen der Säuglinge, Ulcus duodeni, Anazidität, Diabetes mellitus sowie bei Lymphatismus. Das Präparat wirkt besonders gut bei hageren Patienten und beim K-Typ (starke Kälteempfindlichkeit!) nach Curry.

Ausgangssubstanz: Enterobacter-aerogenes-Bakterienkultur $(10^7$ KBE/g), sterilisiert.

Herstellungsvorschrift/Verdünnungsvorschrift: 44/1:9

Bacterium proteus-Injeel D12, D30, D200

Die Anwendungsgebiete gemäß *Homoeopathia antihomotoxica von Reckeweg:* Gastroenteritiden, insbesondere Säuglingsdiarrhöen. Peritonitis; Zystopyelitis; (Puerperal) Sepsis; Otitis; gangränöse Lungenprozesse. Osteomyelitis. Nach Schädigung der Darmflora durch Antibiotika-Chemotherapeutika. Allgemeine Abwehrschwäche. Periphere Zirkulationsstörungen, zum Beispiel Claudicatio intermittens. Ulcus ventriculi et duodeni. Hämatemesis. Angioneurotische Ödeme. Charakterstörungen bei Kindern. Empirisch bewährt bei nervöser Reizbarkeit (heftige Zornanfälle, wirft mit Gegenständen, cholerische Kinder stoßen mit den Füßen). Schwindel. Herpes (Julian, 1983).

Ausgangssubstanz: Proteus-mirabilis-Bakterienkultur (10^7 KBE/g), sterilisiert.
Herstellungsvorschrift/Verdünnungsvorschrift: 44/1:9

Bacterium pyocyaneus-Injeel D12, D30, D200
Die Anwendungsgebiete gemäß *Homoeopathia antihomotoxica von Reckeweg:* Symptome beziehungsweise (Spät-) Folgen nach folgenden Krankheiten: Entzündungen der Gallen- und Harnwege, Otitis media und externa, Hautgangrän (Ecthyma gangraenosum), Puerperalsepsis. Hyperhidrosis. Imprägnationsphasen nach retoxisch gehemmten Schweißabsonderungen. Nach Mißbrauch von Abführmitteln und bei Angina tonsillaris.
Ausgangssubstanz: Pseudomonas-aeruginosa-Bakterienkultur (10^7 KBE/g).
Herstellungsvorschrift/Verdünnungsvorschrift: 44/1:9

Calculi bili-Injeel D10, D30, D200
Die Anwendungsgebiete gemäß der Aufbereitungsmonographie Calculi biliarii-Nosode entsprechen dem homöopathischen Arzneimittelbild. Dazu gehören: Gallensteinleiden.
Ausgangssubstanz: Gallensteine.
Herstellungsvorschrift/Verdünnungsvorschrift: Vorschrift 6

Calculi renales-Injeel D10, D30, D200
Die Anwendungsgebiete gemäß *Homoeopathia antihomotoxica von Reckeweg:* Nephrolithiasis. Zystopyelitis. Pyelonephritis. Prostataleiden.
Ausgangssubstanz: Mischpräparat aus operativ entfernten Nierensteinen (Oxalat, Phosphat, Urat).
Herstellungsvorschrift/Verdünnungsvorschrift:
Vorschrift: 43/1:10

Carcinoma bronchium-Injeel D10, D30, D200
Die Anwendungsgebiete gemäß *Homoeopathia antihomotoxica von Reckeweg:* Zur unterstützenden/zusätzlichen Therapie bei Bronchialkarzinom (besonders postoperativ). Chronische Bronchitis und Raucherkatarrhe.

Ausgangssubstanz: Operativ entnommenes Krebsgewebe (Bronchialkarzinom).
Herstellungsvorschrift/Verdünnungsvorschrift: 43/1:10

Carcinoma coli-Injeel D10, D30, D200
Die Anwendungsgebiete gemäß Homoeopathia antihomotoxica von Reckeweg: Zur unterstützenden/zusätzlichen Therapie bei Dickdarmkarzinom (auch und besonders postoperativ, z.B. bei Anus-praeter-Trägern). Sigmoiditis, Colitis mucosa et ulcerosa.
Ausgangssubstanz: Operativ entnommenes Krebsgewebe (Kolonkarzinom).
Herstellungsvorschrift/Verdünnungsvorschrift: 43/1:10

Carcinoma hepatis-Injeel D10, D30, D200
Die Anwendungsgebiete gemäß *Homoeopathia antihomotoxica von Reckeweg:* Zur unterstützenden/zusätzlichen Therapie bei primären Lebertumoren (besonders auch postoperativ) sowie auch bei Lebermetastasen.
Ausgangssubstanz: Operativ entnommenes Krebsgewebe (Leberkarzinom).
Herstellungsvorschrift/Verdünnungsvorschrift: 43/1:10

Carcinoma hepatis metastasis-Injeel D10, D30, D200
Die Anwendungsgebiete gemäß *Homoeopathia antihomotoxica von Reckeweg:* Zur unterstützenden/zusätzlichen Therapie bei meist nicht mehr operativ angehbaren Lebermetastasen. Ferner bei Leberschäden und Präkanzerose der Leber sowie als Zwischeninjektion bei Imprägnations- und Degenerationsphasen verschiedener Art, auch bei Frühfällen von Karzinomen mit Tendenz zur metastatischen Ausbreitung.
Ausgangssubstanz: Operativ entnommenes Krebsgewebe (Lebermetastasen).
Herstellungsvorschrift/Verdünnungsvorschrift: 43/1:10

Carcinoma laryngis-Injeel D10, D30, D200
Die Anwendungsgebiete gemäß *Homoeopathia antihomotoxica von Reckeweg:* Zur unterstützenden/zusätzlichen Therapie bei Kehlkopfkarzinom (auch und besonders postoperativ sowie nach Bestrahlung). Langwierige Heiserkeit

ohne organischen Befund. Laryngitis der Redner und Sänger. Ausgangssubstanz: Operativ entnommenes Krebsgewebe (Kehlkopfkarzinom).
Herstellungsvorschrift/Verdünnungsvorschrift: 43/1:10

Carcinoma mammae-Injeel D10, D30, D200
Die Anwendungsgebiete gemäß *Homoeopathia antihomotoxica von Reckeweg:* Zur unterstützenden beziehungsweise zusätzlichen Therapie bei Mammakarzinom (auch und besonders postoperativ sowie nach Bestrahlung). Ferner bei Mastopathia chronica cystica, Mastitis cystica, Zystenmamma, (zystischer) diffuser Mamma-Fibromatose, „Schrotkugelbrust".
Ausgangssubstanz: Operativ entnommenes Krebsgewebe (Mammakarzinom) (Carcinoma simplex solidum).
Herstellungsvorschrift/Verdünnungsvorschrift: 43/1:10

Carcinoma uteri-Injeel D10, D30, D200
Die Anwendungsgebiete gemäß *Homoeopathia antihomotoxica von Reckeweg:* Zur unterstützenden beziehungsweise zusätzlichen Therapie bei Uteruskarzinom (auch und besonders postoperativ sowie nach Bestrahlung, Radiumeinlagen usw.). Auch bei Uterusmyomen/Uterus myomatosus angezeigt.
Ausgangssubstanz: Operativ entnommenes Krebsgewebe (Uteruskarzinom).
Herstellungsvorschrift/Verdünnungsvorschrift: 43/1:10

Cirrhosis hepatis-Nosode-Injeel D12, D30, D200
Die Anwendungsgebiete gemäß *Homoeopathia antihomotoxica von Reckeweg:* Schwere Funktionsstörungen der Leber, insbesondere (Tendenz/Neigung zu) Leberzirrhose mit den entsprechenden Symptomen wie Müdigkeit, Übelkeit, Fettunverträglichkeit, Flatulenz, Meteorismus, Aszites, Ösophagusvarizen, Hämorrhoiden.
Ausgangssubstanz: Durch Biopsie oder durch operativen Eingriff gewonnenes Gewebe von zirrhotischer Leber.
Herstellungsvorschrift/Verdünnungsvorschrift: 43/1:10

Colibacillinum-Injeel·und forte
siehe Bacterium coli-Injeel und forte

Coxsackie-Virus-A$_9$-Injeel D15, D30, D200
Coxsackie-Virus-A$_9$-Injeel forte D10, D15, D30, D200
Coxsackie-Virus-A$_9$ D8 als Einzelpotenz
Die Anwendungsgebiete gemäß *Homoeopathia antihomotoxica von Reckeweg:* Magen-Darm-Affektionen wie Gastritis, Duodenitis, besonders aber Colitis mucosa et ulcerosa (optimal ist die Lokalinjektion in den zwanzigsten Dickdarmpunkt, der in der Nasolabialfalte liegt), Colon irritabile, chronisch-rezidivierende Darminfekte. Ferner Affektionen der ableitenden Harnwege wie Zystopyelitis, Urethritis, Reizblase, Prostatitis sowie Epididymitis, Konjunktivitis, (Poly)Sinusitiden, Rhinitis, Laryngitis, sinubronchiales Syndrom, Asthma bronchiale. Herzaffektionen (Tachykardie, Tachyarrhythmie, Extrasystolie, Angina pectoris); gegebenenfalls mit konsekutiver Atemnot und Zyanose.
Enthalten in: Solidago compositum SN
Ausgangssubstanz: Auf humanen Lungenfibroblasten gezüchtete, auf 10^9 plaquebildende Einheiten (PFU) pro ml eingestellte und abgetötete Coxsackie-A9-Virensuspension.
Herstellungsvorschrift/Verdünnungsvorschrift: 44/1:9

Coxsackie-Virus-B4-Injeel D15, D30, D200
Coxsackie-Virus-B4-Injeel forte D10, D15, D30, D200
Die Anwendungsgebiete gemäß *Homoeopathia antihomotoxica von Reckeweg:* Bei den Folgezuständen von „zentralen" Affektionen, zum Beispiel bei Zuständen nach Meningitis beziehungsweise Meningismus, nach Enzephalitis und den entsprechenden psychischen Symptomen unter anderem auch Depressionen, Erschöpfungszustände, Konzentrationsschwäche, pathologische Ermüdbarkeit, Schlafstörungen, Kopfschmerzen.
Ausgangssubstanz: Auf humanen Lungenfibroblasten gezüchtete, auf 10^9 plaquebildende Einheiten (PFU) pro ml eingestellte und abgetötete Coxsackie-B4-Virensuspension.
Herstellungsvorschrift/Verdünnungsvorschrift: 44/1:9

Cystopyelonephritis-Nosode-Injeel D12, D30, D200
Cystopyelonephritis-Nosode-Injeel forte D8, D12, D30, D200
Die Anwendungsgebiete gemäß Homoeopathia antihomotoxica von Reckeweg: Chronisch-rezidivierende Entzündungen und Folgezustände im Bereich der ableitenden Harnwege einschließlich des Nierenparenchyms („interstitielle" Nephritis, „Phenacetin-Niere", Papillennekrosen).
Ausgangssubstanz: Urin von Patienten, die an Cystopyelonephritis leiden.
Herstellungsvorschrift/Verdünnungsvorschrift: 44/1:9

Diverticulose-Nosode-Injeel D12, D30, D200
Die Anwendungsgebiete gemäß *Homoeopathia antihomotoxica von Reckeweg:* Symptome bei Divertikulose im Bereich des Verdauungstraktes wie beispielsweise Schluckbeschwerden (Dysphagie), Regurgitieren, „Vogelkropf-Symptomatik" (Ösophagusdivertikel), Stuhlunregelmäßigkeiten (Wechsel von Obstipation und Diarrhö), Kolikschmerzen; ferner peritonitische Symptome. Symptome bei Blasendivertikel wie Strangurie, „unerklärbare" bakteriurische Schübe, gegebenenfalls mit Fieber und Schüttelfrost.
Ausgangssubstanz: Operativ gewonnene Divertikel des Mastdarms.
Herstellungsvorschrift/Verdünnungsvorschrift: 43/1:10

Duodenitis-Nosode-Injeel D10, D30, D200
Duodenitis-Nosode-Injeel forte D6, D10, D30, D200
Die Anwendungsgebiete gemäß *Homoeopathia antihomotoxica von Reckeweg:* Ulcus duodeni und Duodenitis chronica mit Heißhunger und Nüchternschmerz; gegebenenfalls auch als Zwischenmittel bei Pankreatitis.
Ausgangssubstanz: Operativ gewonnenes Gewebe aus entzündetem Zwölffingerdarm.
Herstellungsvorschrift/Verdünnungsvorschrift: 43/1:10

Fibroma pendulum-Injeel D12, D30, D200
Die Anwendungsgebiete gemäß *Homoeopathia antihomotoxica von Reckeweg:* Bei/nach operativ entferntem Fibroma pendulum. Allgemein zur Bindegewebsentschlackung und zur

Anregung der körpereigenen Abwehr (durch Stimulierung/ Aktivierung des Bindegewebes).
Ausgangssubstanz: Operativ entferntes Fibroma pendulum.
Herstellungsvorschrift/Verdünnungsvorschrift: 43/1:10

Fluor albus-Nosode-Injeel D12, D30, D200
Die Anwendungsgebiete gemäß *Homoeopathia antihomotoxica von Reckeweg:* Fluor albus (besonders dysfunktioneller). Zusatzbehandlung bei Trichomonaden-Fluor, Soor-Fluor, Chlamydien-Fluor und bei entzündlichen Prozessen im weiblichen Genitale wie Vaginitis, Zervizitis, Endometritis.
Ausgangssubstanz: Scheidensekret bei Fluor albus.
Herstellungsvorschrift/Verdünnungsvorschrift: 44/1:9

Gastritis-Nosode-Injeel D10, D30, D200
Die Anwendungsgebiete gemäß *Homoeopathia antihomotoxica von Reckeweg:* Chronische beziehungsweise chronisch rezidivierende Magenschleimhautkatarrhe, insbesondere Gastritis sub- beziehungsweise anacida, ohne und mit Erosionen beziehungsweise Ulzerationen (Gastrits erosiva beziehungsweise Ulcus ventriculi). Präkanzerose des Magens.
Ausgangssubstanz: Operativ gewonnene Magenschleimhaut von Gastritis-Kranken.
Herstellungsvorschrift/Verdünnungsvorschrift: 43/1:10

Glioma-Injeel D12, D30, D200
Die Anwendungsgebiete gemäß *Homoeopathia antihomotoxica von Reckeweg:* Erkrankungen im Bereich der Neuroglia des Gehirns und Rückenmarks (beziehungsweise nach operativer Behandlung derselben), zum Beispiel Glioblastom, Glioblastose beziehungsweise Gliomatose, Gliose, Gliofibrom beziehungsweise Gliofibromatose. Ferner bei Fibroneurinomen, Neurofibromen und Neurofibromatosis generalisata (v. Recklinghausen).
Ausgangssubstanz: Liquor von an Glioma erkrankten Patienten.
Herstellungsvorschrift/Verdünnungsvorschrift: 44/1:9

Gonococcinum-Injeel und forte
siehe Medorrhinum-Injeel und forte

Alphabetische Präparatelisten

Granuloma dentis-Injeel D10, D30, D200
Die Anwendungsgebiete gemäß *Homoeopathia antihomotoxica von Reckeweg:* Zur unterstützenden Therapie bei Fokalerkrankungen und Fokaltoxikosen nach entsprechender Herdausschaltung; gegebenenfalls auch zur „Fokussuche" („diagnostische Suchspritze"). Erkrankungen mit fokaler Genese beziehungsweise Anamnese wie zum Beispiel Krankheitsbilder aus dem rheumatischen Formenkreis, chronische Neuralgien und Neuritiden, Kopfschmerzen, Endo-, Myo-, Perikarditiden mit und ohne Herzrhythmusstörungen, Herzklappenfehler, Herzinsuffizienzerscheinungen. Ferner auch bei Parulis und Parodontopathien.
Ausgangssubstanz: Operativ gewonnene Zahngranulome.
Herstellungsvorschrift/Verdünnungsvorschrift: 43/1:10

Grippe-Nosode-Injeel D10, D30, D200
Die Anwendungsgebiete gemäß der Aufbereitungsmonographie Influencinum-Nosode entsprechen dem homöopathischen Arzneimittelbild. Dazu gehören: Grippaler Infekt.
Bezeichnung: Influenza-Typ A (H1N1) entsprechend Singapore/6/86, Typ A (H3N2) entsprechend Beijing/32/92, Typ B Panama/45/90-Nosode (Grippe-Nosode).
Enthalten in: Echinacea compositum forte SN
Ausgangssubstanz: Thermisch inaktivierter Impfstoff eines definierten Grippe-Virus-Stammes.
Herstellungsvorschrift/Verdünnungsvorschrift: 44/1:9

Herpes simplex-Nosode-Injeel D12, D30, D200
Herpes simplex-Nosode-Injeel forte D8, D12, D30, D200
Die Anwendungsgebiete gemäß *Homoeopathia antihomotoxica von Reckeweg:* Chronisch rezidivierende Herpesinfektionen gleich welcher Ursache (Herpes febrilis, menstrualis, solaris, „Schreckbläschen") und Lokalisation (Herpes labialis, [pro]genitalis, gingivalis). Auch bei herpetiformen Hautkrankheiten und arzneibedingten (As, J, Hg) Herpesarten sowie Infektionskrankheiten, die mit einem Herpes labialis (febrilis) gegebenenfalls einhergehen können.
Ausgangssubstanz: Auf 106 plaquebildende Einheiten (PFU) pro ml eingestellte und abgetötete Herpes-simplex-Viren.
Herstellungsvorschrift/Verdünnungsvorschrift: 44/1:9

Herpes zoster-Nosode-Injeel D12, D30, D200
Herpes zoster-Nosode-Injeel forte D8, D12, D30, D200
  Die Anwendungsgebiete gemäß *Homoeopathia antihomotoxica von Reckeweg:* Bei frischem Herpes-zoster zweckmäßigerweise das einfache Injeel verwenden, während bei voller Ausbildung der Herpes-zoster-Bläschen, also zirka 10–14 Tage nach Krankheitsbeginn, Herpes-zoster-Nosode-Injeel forte zunächst einzusetzen ist und dann im weiteren Verlauf der Behandlung auf Herpes-zoster-Nosode-Injeel übergegangen wird. Ferner bei den oft sehr therapierefraktären postherpetischen Neuralgien, ebenso aber auch bei anderen herpesbeziehungsweise zosterähnlichen Erkrankungen (symptomatische Ähnlichkeit).
  Ausgangssubstanz: Auf 106 plaquebildende Einheiten (PFU) pro ml eingestellte und abgetötete Herpes-zoster-Viren.
  Herstellungsvorschrift/Verdünnungsvorschrift: 44/1:9

Influenzinum-Injeel und forte
  siehe Grippe-Nosode-Injeel und forte

Kieferostitis-Nosode-Injeel D12, D30, D200
Kieferostitis-Nosode-Injeel forte D8, D12, D30, D200
  Die Anwendungsgebiete gemäß *Homoeopathia antihomotoxica von Reckeweg:* Fokalerkrankungen und Fokaltoxikosen, zum Beispiel chronische Neuralgien (besonders des 2. und 3. Trigeminus-Astes) sowie Sinusitiden, die trotz Entfernung sämtlicher Zähne weiterbestehen! Ferner: Knochen- und Periostaffektionen.
  Ausgangssubstanz: Knochen und Gewebereste von akut Kieferostitis-Kranken.
  Herstellungsvorschrift/Verdünnungsvorschrift: 43/1:10

Klebsiella pneumoniae-Injeel D12, D30, D200
Klebsiella pneumoniae-Injeel forte D6, D12, D30, D200
  Die Anwendungsgebiete gemäß *Homoeopathia antihomotoxica von Reckeweg:* Zur unterstützenden Therapie bei/nach Friedländer-Pneumonie; ferner bei Silikose und anderen Pneumokoniosen, bei Bronchiektasen, Asthma bronchiale sowie als Adjuvans auch bei akuter Grippe, Pleuritis und Pneumonie

Alphabetische Präparatelisten

(besonders bei adipösen Patienten). Therapieschäden nach antibiotischer Therapie.

Ausgangssubstanz: Klebsiella-pneumoniae-Bakterienkultur (10^7 KBE/g) sterilisiert.

Herstellungsvorschrift/Verdünnungsvorschrift: 44/1:9

Listeriose-Nosode-Injeel D12, D30, D200

Die Anwendungsgebiete gemäß *Homoeopathia antihomotoxica von Reckeweg:* Die Listeriose-Nosode ist einzusetzen bei Zoonosen, die als solche erkannt wurden, oder wenn in der Anamnese eine Infektion durch ein Tier nicht ausgeschlossen werden kann. Zustand nach überstandener Listeriose-Fetopathie (Listeriose-Synonym: Granulomatosis infantiseptica!), insbesondere geistige Entwicklungsstörungen.

Ausgangssubstanz: Listeria-monocytogenes-Bakterienkultur (10^7 KBE/g), sterilisiert.

Herstellungsvorschrift/Verdünnungsvorschrift: 44/1:9

Mastoiditis-Nosode-Injeel D10, D30, D200

Die Anwendungsgebiete gemäß *Homoeopathia antihomotoxica von Reckeweg:* Chronische Otitis media (laufendes Ohr), Neigung zu rezidivierenden Mittelohrentzündungen, Mittelohrschwerhörigkeit, retoxische Schädigungen am Gehörapparat. Chronische Fieberzustände jeder Art. Chronische Neuralgien. Versuchsweise bei chronischer Osteomyelitis, bei Osteoporose und bei Sudeck-Atrophie sowie bei Fokalherden.

Ausgangssubstanz: Eiter von an Mastoiditis erkrankten Patienten.

Herstellungsvorschrift/Verdünnungsvorschrift: 44/1:9

Mastopathia cystica-Nosode-Injeel D12, D30, D200

Die Anwendungsgebiete gemäß *Homoeopathia antihomotoxica von Reckeweg:* Benigne Knoten in der weiblichen Brustdrüse, insbesondere zystischer Art. Mastodynie. Beim männlichen Geschlecht Pubertätsmakromastie beziehungsweise Gynäkomastie.

Medorrhinum-Injeel D12, D30, D200
Medorrhinum-Injeel forte D10, D12, D30, D200
Die Anwendungsgebiete gemäß der Aufbereitungsmonographie Medorrhinum-Nosode entsprechen dem homöopathischen Arzneimittelbild. Dazu gehören: Schleimhautentzündungen der Harn- und Geschlechtsorgane, der Atemwege, des Magen-Darm-Kanals. Rheumatismus. Verhaltensauffälligkeiten. Voralterung.
Enthalten in: Atropinum compositum (S), Psorinoheel
Ausgangssubstanz: Eitriges Urethralsekret eines an Gonorrhö Erkrankten.
Herstellungsvorschrift/Verdünnungsvorschrift: 44/1:9

Meningeoma-Injeel D12, D30, D200
Die Anwendungsgebiete gemäß *Homoeopathia antihomotoxica von Reckeweg:* Folgezustände nach operativer Entfernung eines Meningeoms; symptomatisch versuchsweise bei Rückenmarkskompression, Gleichgewichtsstörungen, Schwindel, Hemikranie, Riechstörungen, Stauungspapille, Exophthalmus und anderen Hirndruck-Symptomen; ferner bei Meningismus beziehungsweise meningealen Reaktionen.
Ausgangssubstanz: chirurgisch entfernte Geschwulst der Hirnhäute (Meningeom).
Herstellungsvorschrift/Verdünnungsvorschrift: 43/1:10

Mumps-Nosode-Injeel D12, D30, D200
Mumps-Nosode-Injeel forte D8, D12, D30, D200
Die Anwendungsgebiete gemäß *Homoeopathia antihomotoxica von Reckeweg:* Zur Nachbehandlung bei Parotitis epidemica. Sonstige Schwellungen im Gebiet der Mundspeicheldrüsen und der Tränendrüsen. Mumps-Orchitis. Ferner Pankreopathie, Pankreatitis, Myokarditiden, rheumatoide und polyneuritische Symptome, und zwar immer dann, wenn diese Krankheitsbilder im Verlauf eines früher durchgemachten Ziegenpeters aufgetreten sind (= „anamnestische ätiologische Ähnlichkeit") oder aber Anwendung unter dem Gesichtspunkt der symptomatischen Ähnlichkeit.
Ausgangssubstanz: Impfstoff.
Herstellungsvorschrift/Verdünnungsvorschrift: 44/1:9

Alphabetische Präparatelisten

Myoma uteri-Injeel D10, D30, D200
Myoma uteri-Injeel forte D6, D10, D30, D200
   Die Anwendungsgebiete gemäß *Homoeopathia antihomotoxica von Reckeweg:* Myome des Uterus, Uterus myomatosus. Menorrhagien, Metrorrhagien. Frigidität. Sterilität junger Frauen.
   Ausgangssubstanz: Operativ entferntes oder durch Curettage gewonnenes Uterusgewebe bei Myoma uteri.
   Herstellungsvorschrift/Verdünnungsvorschrift: 43/1:10

Nagelmykose-Nosode-Injeel D10, D30, D200
Nagelmykose-Nosode-Injeel forte D8, D12, D30, D200
   Die Anwendungsgebiete gemäß *Homoeopathia antihomotoxica von Reckeweg:* Erkrankungen der Hautanhangsgebilde sowie der Haut. Nagelmykosen und Dermatomykosen. Haarausfall. Auch bei Erkrankungen einzusetzen, die als retoxische Schädigungen nach extern beziehungsweise intern behandelten Mykosen auftreten, zum Beispiel chronische Neuralgien. Hier ist die Anamnese der ausschlaggebende Faktor.
   Ausgangssubstanz: Bei Erkrankungen an Nagelmykose am Erkrankungsherd abgeschabtes Material.
   Herstellungsvorschrift/Verdünnungsvorschrift: 43/1:10

Neurofibroma-Injeel D12, D30, D200
Neurofibroma-Injeel forte D8, D12, D30, D200
   Die Anwendungsgebiete gemäß *Homoeopathia antihomotoxica von Reckeweg:* Bindegewebliche, weiche, gutartige Geschwülste, meist im Bereich peripherer Nerven (Unterhaut- und Hauttumoren), gelegentlich aber auch in den Lungen, im Mediastinum, im Bereich des Rückenmarks und der Knochen mit den entsprechenden Symptomen wie sensiblen Reizerscheinungen, Parästhesien, Schmerzen.
   Ausgangssubstanz: Chirurgisch entferntes Neurofibrom.
   Herstellungsvorschrift/Verdünnungsvorschrift: 43/1:10

Osteomyelitis-Nosode-Injeel D10, D30, D200
Osteomyelitis-Nosode-Injeel forte D6, D10, D30, D200
   Die Anwendungsgebiete gemäß *Homoeopathia antihomotoxica von Reckeweg:* Zur unterstützenden Behandlung bei mehr oder minder chronischen Eiterungen im Bereich des

Knochenmarks – mit und ohne Knochenfisteln –, und zwar gleichgültig welcher Lokalisation (Metaphysen der langen Röhrenknochen, Becken, Brustbein, Rippen, Wirbel, Schädelknochen), welcher Genese (offene Frakturen, Panaritien, Erysipele, Anginen beziehungsweise lymphogen) und welcher Erregerart (Staphylokokken, Streptokokken – beim Streptococcus haemolyticus meist perakut! – Proteus, Pyocyaneus, Tbc, Lues, Typhus und Paratyphus, Bang und andere Brucellosen, Klebsiellen). Nach allen Frakturen. Chronische Knochenerkrankungen wie Osteomalazie, Rachitis, Sudeck-Knochenatrophie. Otitis media chronica.

Ausgangssubstanz: Exsudat aus Knochenmarkseiterung bei Osteomyelitis.

Herstellungsvorschrift/Verdünnungsvorschrift: 44/1:9

Otitis media-Nosode-Injeel D10, D30, D200
Otitis media-Nosode-Injeel forte D6, D10, D30, D200
  Die Anwendungsgebiete gemäß *Homoeopathia antihomotoxica von Reckeweg:* Chronische und chronisch-rezidivierende Otitis media, chronisch laufende/nässende Ohren, Cholesteatom. Otitis externa. Sinusitis. Ohrtubenkatarrh. Eventuell auch wirksam bei chronischer Zystitis beziehungsweise Neigung dazu, da Ohr und Harnblase gewisse Korrelationen aufweisen. Als Wechselmittel bei Osteomyelitis und entzündlichen Prozessen/Eiterungen sonstiger Art und Lokalisation.
  Ausgangssubstanz: Eiter von Mittelohrentzündungen.
  Herstellungsvorschrift/Verdünnungsvorschrift: 44/1:9

Ovarialcyste-Injeel D10, D30, D200
  Die Anwendungsgebiete gemäß *Homoeopathia antihomotoxica von Reckeweg:* Zystische Veränderungen jeder Art und Lokalisation, insbesondere versuchsweise bei Ovarialzysten, besonders nach durchgeführter Zystenoperation zur Vermeidung von Rezidiven. Beschwerden während der Menarche, Klimakterium praecox, „gynäkologische Migräne", zum Beispiel vor oder während der Menses.
  Ausgangssubstanz: Operativ entfernte Ovarialzysten.
  Herstellungsvorschrift/Verdünnungsvorschrift: 43/1:10

Paratyphoidinum B-Injeel und forte
siehe Salmonella paratyphi B-Injeel und forte

Parodontose-Nosode-Injeel D12, D30, D200
Parodontose-Nosode-Injeel forte D8, D12, D30, D200
Die Anwendungsgebiete gemäß *Homoeopathia antihomotoxica von Reckeweg:* Als Adjuvans bei allen Parodontopathien sowie bei Zahnfleischbluten und Zahnfleischatrophie. Fokalherde, die von Parodontopathien ausgehen.
Ausgangssubstanz: Zahnfleischgewebe von an Parodontose erkrankten Patienten.
Herstellungsvorschrift/Verdünnungsvorschrift: 43/1:10

Pertussis-Nosode-Injeel D10, D30, D200
Die Anwendungsgebiete gemäß *Homoeopathia antihomotoxica von Reckeweg:* Keuchhusten, und zwar nach überstandener Krankheit, um die im Mesenchym abgelagerten Toxine zur (rascheren) Ausscheidung zu bringen. Ferner auch bei einigen weiteren Krankheiten, die mit Husten einhergehen, zum Beispiel beim Lungenemphysem und Asthma bronchiale mit Hustenattacken – insbesondere bei zähem, klebrigem Schleim, gegebenenfalls verbunden mit Erbrechen und Laryngospasmus – sowie bei Bronchiektasen. Nach O. Julian auch bei neurologischen (Kinder)Krankheiten mit Konvulsionen sowie ferner bei Tetanie, epileptiformen Zuständen, Enzephalopathie mit mehr oder minder großem Schwachsinn, und zwar besonders dann, wenn ein Keuchhusten (toxische Enzephalitis im akuten Pertussis-Stadium; „Pertussis-Gehirn"!) in der Anamnese vorliegt („anamnestische ätiologische Ähnlichkeit").
Ausgangssubstanz: Pertussis-Immunglobuline.
Herstellungsvorschrift/Verdünnungsvorschrift: 44/1:9

Pneumococcinum-Injeel und forte
siehe Klebsiella pneumoniae-Injeel und forte

Poliomyelitis-Nosode-Injeel D20, D30, D200, D400
Die Anwendungsgebiete gemäß *Homoeopathia antihomotoxica von Reckeweg:* Paresen jeder Art, besonders schlaffe. Fieber mit Gliederschmerzen und Kopfschmerzen. Versuchs-

weise zu interponieren auch bei spinalen Muskelatrophien, amyotrophischer Lateralsklerose, MS, atrophischen Lähmungen, trophischen und vasomotorischen Störungen, Schlottergelenken, sonstigen Skelett- und Gelenkveränderungen.
Ausgangssubstanz: Poliomyelitis-Impfstoff.
Herstellungsvorschrift/Verdünnungsvorschrift: 44/1:9

Polypus laryngis-Injeel D10, D30, D200
Die Anwendungsgebiete gemäß *Homoeopathia antihomotoxica von Reckeweg:* Polypen im Gebiet des Kehlkopfs. Akute und chronische Laryngitis, akute und chronische Heiserkeit (auch bei Rednern und Sängern). Sonstige Schleimhautpolypen anderer Lokalisation, zum Beispiel Nasenpolypen, Rektumpolypen, Blasenpolypen.
Ausgangssubstanz: Chirurgisch entfernte Kehlkopfpolypen.
Herstellungsvorschrift/Verdünnungsvorschrift: 43/1:10

Polypus nasalis-Injeel D10, D30, D200
Die Anwendungsgebiete gemäß *Homoeopathia antihomotoxica von Reckeweg:* Nasenpolypen und Polypen der Schleimhaut der Nasennebenhöhlen, Lymphatismus, adenoide Vegetationen, Tonsillarhypertrophie (besonders auch der Rachenmandel). Durch eine chronische Tonsillarhypertrophie (insbesondere der unpaarigen Rachenmandel = Tonsilla pharyngica) kann es wie auch durch polypös stark behinderte Nasenatmung (offener Mund) im Kindesalter zu geistigen Entwicklungsstörungen kommen!
Ausgangssubstanz: Chirurgisch entfernte Polypen der Nasenschleimhaut.
Herstellungsvorschrift/Verdünnungsvorschrift: 43/1:10

Psorinum-Injeel D12, D30, D200
Psorinum-Injeel forte D9, D12, D30, D200
Die Anwendungsgebiete gemäß der Aufbereitungsmonographie Psorinum-Nosode entsprechen dem homöopathischen Arzneimittelbild. Dazu gehören: Verschiedene chronische Hauterkrankungen. Chronische Schleimhautentzündungen, besonders der Atemorgane. Schwächezustände, besonders nach schweren Krankheiten. Kopfschmerzen. Verstimmungszustände.

Enthalten in: Psorinoheel
Ausgangssubstanz: Serös-eitriger Inhalt frischer Krätzebläs-
chen von der menschlichen Haut.
Herstellungsvorschrift/Verdünnungsvorschrift: 44/1:9

Pyodermie-Nosode-Injeel D10, D30, D200
Die Anwendungsgebiete gemäß *Homoeopathia antihomo-*
toxica von Reckeweg: Subakute und chronische Hauterkran-
kungen, nässende Ekzeme, Furunkel, Furunkulose, Karbunkel
(besonders dann, wenn – wie meist! – eine ausgesprochene
Neigung zu Rezidiven besteht). Erkrankungen, die nach re-
toxisch behandelten Hautausschlägen auftreten, zum Beispiel
Asthma bronchiale, Neuralgien, Leberschäden und andere
Anmerkung: Oft gleiche Anwendungsgebiete wie Psoriasis-
Nosode, Psorinum und Anthracinum.
Ausgangssubstanz: Eiter aus Pyodermie-Pusteln.
Herstellungsvorschrift/Verdünnungsvorschrift: 44/1:9

Pyrogenium-Injeel D12, D30, D200
Pyrogenium-Injeel forte D8, D12, D30, D200
Die Anwendungsgebiete gemäß der Aufbereitungsmono-
graphie Pyrogenium-Nosode entsprechen dem homöopathi-
schen Arzeimittelbild. Dazu gehören: Schwere, hochfieber-
hafte Infektionskrankheiten.
Ausgangssubstanz: Preßsaft von gefaultem Rindfleisch.
Herstellungsvorschrift/Verdünnungsvorschrift: 44/1:9

Rubeolae-Nosode-Injeel D12, D30, D200
Die Anwendungsgebiete gemäß *Homoeopathia antihomo-*
toxica von Reckeweg: Nachbehandlung nach Röteln, also am
Ende des akuten Stadiums der Röteln! Enzephalomyelitische
beziehungsweise rheumatoide Symptome im Zusammenhang
mit früher durchgemachten Röteln (anamnestische ätiologische Ähnlichkeit!). Lymphdrüsenschwellungen, besonders
zervikal, axillar, in den Kniekehlen (gegebenenfalls verbunden
mit einer Milzvergrößerung) sowie bei rötelnähnlichen Exan-
themen (symptomatische Ähnlichkeit). Anmerkung: Rubeo-
lae-Nosode kann keinesfalls den Röteln-Impfstoff ersetzen,
wobei Schwangere überhaupt nicht gegen Röteln geimpft
werden dürfen und bei geschlechtsreifen Mädchen und Frauen

2 Monate vor und 3 Monate nach der Impfung der Eintritt einer Schwangerschaft hundertprozentig sicher verhütet werden muß (Embryopathia rubeolosa, Gregg 1941, sowie Fetopathia rubeolosa: Im Kleinkindesalter geistige und körperliche Retardierung!).
Ausgangssubstanz: Röteln-Impfstoff.
Herstellungsvorschrift/Verdünnungsvorschrift: Sondervorschrift

Salmonella paratyphi B-Injeel D10, D30, D200
Salmonella paratyphi B-Injeel forte D6, D10, D30, D200
Die Anwendungsgebiete gemäß *Homoeopathia antihomotoxica von Reckeweg:* Gastroenteritische Krankheitsbilder, zum Beispiel nach Eisgenuß und bei Muschel- und Fleischvergiftungen. Hochfieberhafte Erkrankungen mit Exsikkose. Verschleppte Anginen und grippale Pharyngitiden, Cholezystitis und andere Infektionen mit Schweiß, Blässe, Herzmuskelschwäche mit Arrhythmie. Als Nebenmittel bei Neoplasmaphasen. Nach Julian auch bei adenoiden Vegetationen im Kindesalter.
Ausgangssubstanz: Paratyphus-Impfstoff.
Herstellungsvorschrift/Verdünnungsvorschrift: 44/1:9

Salmonella typhi-Injeel D12, D30, D200
Salmonella typhi-Injeel forte D6, D12, D30, D200
Die Anwendungsgebiete gemäß *Homoeopathia antihomotoxica von Reckeweg:* Hochfieberhafte Erkrankungen, hämorrhagische Enterokolitis, bradykarde Herzstörungen sowie auch bei „typhoiden Folgezuständen" beziehungsweise „posttyphösen" Zuständen/Symptomen wie Meteorismus, Cholangitis, Cholezystitis, Bronchitis, Bronchopneumonie. Ferner seltenere Komplikationen im Verlauf eines Typhus abdominalis wie zum Beispiel Otitis, Konjunktivitis, Netzhautblutungen, Muskeldegeneration, Polyneuritis, Parotitis, Osteomyelitis, Pankreopathie, Endo- und Myokarditis (hier oft Übergang von Bradykardie in Tachykardie!) sowie Perikarditis, Hepatitis, Spondylitis. Verwirrtheits- und Benommenheitszustände zum Beispiel bei Zerebralsklerose.
Ausgangssubstanz: Typhus-Impfstoff, eingestellt auf 107 abgeschwächte Keime pro ml.
Herstellungsvorschrift/Verdünnungsvorschrift: 44/1:9

Sinusitis-Nosode-Injeel D10, D30, D200
Die Anwendungsgebiete gemäß der Aufbereitungsmonographie Sinusitis-Nosode entsprechen dem homöopathischen Arzneimittelbild. Dazu gehören: Wiederkehrende Nasennebenhöhlenentzündung.
Ausgangssubstanz: Aus entzündeten Nebenhöhlen gewonnene schleimige Masse (Achtung: unbedingt aus einer Mischung von 5 bis 10 Personen).
Herstellungsvorschrift/Verdünnungsvorschrift: 44/1:9

Staphylococcus-Injeel D12, D30, D200
Staphylococcus-Injeel forte D6, D12, D30, D200
Die Anwendungsgebiete gemäß *Homoeopathia antihomotoxica von Reckeweg:* Chronische und chronisch rezidivierende Erkrankungen, bei denen Staphylokokken gegebenenfalls in Form einer Mischinfektion beziehungsweise einer Sekundärinfektion ursächlich in Frage kommen, zum Beispiel Furunkel, Karbunkel, Panaritien, Impetigo contagiosa staphylogenes (Bockhart), Blepharitis, Hordeolum, Akne vulgaris et conglobata, Unterschenkelgeschwüre, Pyodermia chronica papillaris et exulcerans, Osteomyelitis, phlegmonöse Veränderungen, Otitis media, Zystopyelitiden, Pneumonie, Enterokolitiden, Myelitiden und andere. Allgemein bei retoxischen Phasen, die auf Schädigungen durch Staphylokokkengifte beruhen (z.B. Autoaggressionskrankheiten) sowie Krankheitsbilder, bei welchen sich in der Anamnese die oben aufgezeigten Erkrankungen finden. Staphylokokkus kann auch mit guter Wirkung eingesetzt werden bei Myokardschädigungen, Leberschädigungen, Nierenschädigungen und Bindegewebsschädigungen sowie bei Schilddrüsenerkrankungen.
Enthalten in: Echinacea compositum (forte) SN
Ausgangssubstanz: Mischkultur aus Staphylococcus epidermidis, Staphylococcus haemolyticus, Staphylococcus simulans aa (107 KBE/g) sterilisiert.
Herstellungsvorschrift/Verdünnungsvorschrift: 44/1:9

Streptococcus haemolyticus-Injeel D12, D30, D200
Streptococcus haemolyticus-Injeel forte D6, D12, D30, D200
Die Anwendungsgebiete gemäß *Homoeopathia antihomotoxica von Reckeweg:* Angina (häufig mit Neigung zu Tonsil-

larabszessen), Otitis media, Phlegmonen, Impetigo contagiosa streptogenes (Tilburg-Fox), Empyeme, Mastitis puerperalis, Endo-, Myo-, Perikarditis, Pneumonie, Meningitis, Osteomyelitis. Primär chronische Polyarthritis. Choreatische Zuckungen, Grimassieren, Tics, Muskelhypotonie. Psychische Veränderungen wie Antriebsschwäche, Unterwürfigkeit, Unaufmerksamkeit, Sprunghaftigkeit, Reizbarkeit, depressive Verstimmungen, psychotische Bilder, halluzinatorische Psychosen, Alpdrücken, Aufstampfen mit den Füßen. Symptomatisch besteht Intoleranz gegen Lärm, Licht, Luftzug sowie unmotiviertes Weinen, Gefühl von Vibrieren der Wirbelsäule bei ausgestrecktem Liegen sowie Ohrenrauschen, Sehstörungen und das Gefühl salziger Lippen. Streptococcus haemolyticus ist auch bei Fokalherden beziehungsweise Fokaltoxikosen und bei Autoaggressionskrankeiten stets mit einzusetzen, speziell wenn der Verdacht auf Beteiligung von Streptokokken in der Pathogenese besteht.

Enthalten in: Echinacea compositum (forte) SN
Ausgangssubstanz: Streptococcus-pyogenes-Bakterienkultur (107 KBE/g) sterilisiert.
Herstellungsvorschrift/Verdünnungsvorschrift: 44/1:9

Streptococcus viridans-Injeel D10, D30, D200
Streptococcus viridans-Injeel forte D6, D10 D30, D200
Die Anwendungsgebiete gemäß *Homoeopathia antihomotoxica von Reckeweg:* Ähnliche Indikationen wie bei Streptococcus haemolyticus; jedoch – sowohl unter symptomatischen als auch unter anamnestisch-ätiologischen Gesichtspunkten! – speziell bei Endocarditis lenta und bei Lenta-Sepsis-Symptomen einzusetzen sowie bei schleichenden beziehungsweise bei „typhösen" Fieberzuständen sowie ferner bei Autoaggressionskrankheiten, gegebenenfalls als Zwischenmittel bei Neoplasmaphasen.
Ausgangssubstanz: Streptococcus-sp.(viridans)-Bakterienkultur (10^7 KBE/g) sterilisiert.
Herstellungsvorschrift/Verdünnungsvorschrift: 44/1:9

Struma cystica-Injeel D10, D30, D200
Die Anwendungsgebiete gemäß *Homoeopathia antihomotoxica von Reckeweg:* Zystische Struma. Versuchsweise auch

bei sonstigen Schilddrüsenvergrößerungen, zum Beispiel Struma nodosa beziehungsweise colloides (bei der kolloiden Entartung einer Struma kommt es zur Bildung von Zysten!). Postoperativ zur Vermeidung eventueller Struma-Rezidive.
Ausgangssubstanz: Chirurgisch entfernte Struma cystica.
Herstellungsvorschrift/Verdünnungsvorschrift: 43/1:10

Struma nodosa-Injeel D10, D30, D200
Die Anwendungsgebiete gemäß *Homoeopathia antihomotoxica von Reckeweg:* Knotige Struma (Adenom), die oft mit Zysten durchsetzt ist; dabei häufig Verkalkungen und gelegentlich Blutungen (Struma nodosa calcificata beziehungsweise haemorrhagica). Versuchsweise auch bei anderen Struma-Formen. Postoperativ zur Vermeidung eventueller Struma-Rezidive.
Ausgangssubstanz: Chirurgisch entfernte Struma nodosa.
Herstellungsvorschrift/Verdünnungsvorschrift: 43/1:10

Struma parenchymatosa-Injeel D10, D30, D200
Die Anwendungsgebiete gemäß *Homoeopathia antihomotoxica von Reckeweg:* Parenchymatöse, das heißt diffuse und gleichmäßige Vergrößerung der Schilddrüse (meist mit reichlicher Gefäßentwicklung und Epithelwucherungen). Versuchsweise auch bei anderen Struma-Formen. Postoperativ zur Vermeidung eventueller Struma-Rezidive.
Ausgangssubstanz: Chirurgisch entfernte Struma parenchymatosa.
Herstellungsvorschrift/Verdünnungsvorschrift: 43/1:10

Sutoxol-Injeel D12, D30, D200
Sutoxol-Injeel forte D6, D12, D30, D200
Die Anwendungsgebiete gemäß *Homoeopathia antihomotoxica von Reckeweg:* Schwere homotoxische Belastungen bei Phasen jeder Art. Allgemein zur Bereinigung des homotoxischen Terrains vorab einzusetzen beziehungsweise zwischenzuschalten. Neigung zu Suppurationen, Furunkeln, Karbunkeln. Lymphatismus, Fluor albus. Cholangitis, Cholezystitis, Cholelithiasis. Versuchsweise bei chronischer Appendizitis. Bei Neoplasmaphasen als Zwischenmittel. Sutoxol weist in mancher Beziehung Ähnlichkeiten mit Pyrogenium

auf, so daß es gegebenenfalls auch bei den Indikationen von Pyrogenium eingesetzt werden kann. Neben Pyrogenium ist Sutoxol eine der wichtigsten Nosoden überhaupt beim Abbau schwerer Homotoxinlagen.

Ausgangssubstanz: Mischung aus Preßsaft von gefaultem Schweinefleisch und bei hohen Temperaturen ausgeschmolzenem Schweinefett zu gleichen Teilen.

Herstellungsvorschrift/Verdünnungsvorschrift: 44/1:19

Tetanus-Antitoxin-Injeel D12, D30, D200

Die Anwendungsgebiete gemäß _Homoeopathia antihomotoxica von Reckeweg:_ Serum-Reaktionen, -Überempfindlichkeit, -Krankheit und andere anaphylaktoide Zustände. Spastische Erkrankungen jeder Art sowie bei spastischen Paresen, eventuell auch bei Multipler Sklerose und Parkinsonismus. Nach Julian auch bei Trismus, Tetanie und parathyreogenen Symptomen. Störungen der Glandula parathyreoidea und des Kalkstoffwechsels. Ferner auch bei Arthrosen sowie bei Neuralgien und Neuritiden, und zwar besonders dann, wenn eine serogenetische (Poly)Neuritis beziehungsweise ein Guillain-Barré-Syndrom (Polyradikuloneuritis mit typischem Liquorbefund einer „Dissociation albuminocytologique",d.h. massive Eiweißvermehrung bei geringradiger/fehlender Zellvermehrung) vorliegt (Anamnese!).

Ausgangssubstanz: Tetanus-Antitoxin.

Herstellungsvorschrift/Verdünnungsvorschrift: Sondervorschrift

Tonsillarpfröpfe-Injeel D10, D30, D200

Die Anwendungsgebiete gemäß _Homoeopathia antihomotoxica von Reckeweg:_ Hydrogenoide Konstitution. Überlastung mit Giftstoffen. Neigung zu chronischen beziehungsweise chronisch rezidivierenden Anginen, aber auch chronische und chronisch rezidivierende Sinusitiden. Fokalerkrankungen, zum Beispiel Neuralgien, Krankheitsbilder aus dem rheumatischen Formenkreis, Nephropathien, Nephrosen. Versuchsweise auch bei Störungen der Koronardurchblutung (Tonsillen als neurales Störungsfeld!).

Ausgangssubstanz: Durch Absaugen oder Ausquetschen gewonnene Tonsillarpfröpfe.

Herstellungsvorschrift/Verdünnungsvorschrift: 43/1:10

Alphabetische Präparatelisten

Tonsillitis-Nosode-Injeel D10, D30, D200
Die Anwendungsgebiete gemäß *Homoeopathia antihomo-toxica von Reckeweg:* Ähnliche Indikationen wie Tonsillar-pfröpfe-Nosode und forte, jedoch mit spezieller Ausrichtung auf retoxische Imprägnierungen nach unbiologisch behandelter Tonsillitis wie zum Beispiel Polyarthritis rheumatica, Glomerulonephritis, Nephrosen, Endo-, Myokarditiden, Myokard- und Leberschädigungen.
Ausgangssubstanz: Chirurgisch entfernte, entzündete Mandeln (Tonsilla palatina).
Herstellungsvorschrift/Verdünnungsvorschrift: 43/1:10

Trichomonaden-Fluor-Injeel D10, D30, D200
Die Anwendungsgebiete gemäß *Homoeopathia antihomo-toxica von Reckeweg:* Vaginitis, Erosio portionis, Pruritus vulvae (et ani), brennende Schmerzen in der Scheide und beim Wasserlassen; beim Mann brennende schleimige Urethritis. Endometritiden, Parametritiden, Salpingitiden, Ovariitiden beziehungsweise Prostatitiden, und zwar besonders dann, wenn vorher ein Fluor beziehungsweise eine Urethritis (beim Mann) retoxisch behandelt wurde. Auch bei trockener Nasenschleimhaut und Neigung zu Ozaena sowie bei Herzattacken, die nach retoxisch behandeltem Fluor aufgetreten sind.
Ausgangssubstanz: Ausfluß von an Trichomonasis erkrankten Patientinnen.
Herstellungsvorschrift/Verdünnungsvorschrift: 44/1:9

Tuberculinum-Injeel D12, D30, D200
Tuberculinum-Injeel forte D8, D12, D30, D200
Die Anwendungsgebiete gemäß *Homoeopathia antihomo-toxica von Reckeweg:* Die Indikationen von Tuberculinum gehen nach Julian über die Tuberkulose und deren spezifische Manifestationen hinaus und erstrecken sich auf eine erfolgreiche therapeutische Anwendung bei psorischen, sykotischen und natürlich auch tuberkulotoxischen Störungen. Die Wirkung von Tuberculinum ist am besten, wenn diese Nosode nicht nach dem isopathischen beziehungsweise isotherapeutischen Prinzip (d.h. nach dem „Gleichheitsprinzip") angewandt wird, das heißt nicht bei Tuberkulose selbst, sondern im Sinne des Simile-Gesetzes bei ähnlichen Erkrankungen, das

heißt solchen, die ähnliche Symptome machen. Dieses gilt allgemein für alle Nosoden, trifft aber ganz besonders auf Tuberculinum zu. Wichtige Anwendungsgebiete sind psychische Depressionen. Weinerliche Stimmung. Hypochondrie. Tagesschläfrigkeit, Gedächtnisschwäche. Verschlimmerung durch Musik (Julian). Kopfschmerzen (besonders über dem rechten Auge, als wenn das Gehirn von einem Eisenreifen umspannt sei) mit Übelkeit, periodisch bei feuchtem Wetter auftretend sowie beim Geruch von Kaffee, Kopfschmerzen auch bei Schülern, schlimmer durch die geringste geistige Anstrengung. Unruhiger Schlaf mit Husten, Aufwachen mit Angstgefühlen. Generelle Anwendungsgebiete von Tuberculinum sind – außer torpiden extrapulmonalen Tuberkulosen – ferner stets die verschiedenen Symptomatiken einer „tuberkulinischen Konstitution" (Léon Vannier), zu der unter anderem folgende Zustände gehören können: Skrofulose – auch Keratoconjunctivitis scrophulosa (Phlyktänen) – Lymphdrüsenschwellungen, chronische und rezidivierende Ekzeme, immer wiederkehrende Erkältungskrankheiten wie Schnupfen, Angina, Bronchitis, Zystitis, Pyelitis (besonders Colizystopyelitis) sowie Bettnässen, Reizblase. Außerdem folgende Anwendungsgebiete: Gerstenkörner, Photophobie. Chronische Otitis. Ulzerationen im Kehlkopf. Aphonie. Asthma bronchiale. Pleuritis sicca mit trockenem Reizhusten und Schmerzen auf der Brust. Herzklopfen. Tachykardie. Arrhythmie. Rotviolettes Gesicht. Hypotonie. Müdigkeit. Schwitzen. Kardialgien. Auch angezeigt bei Ulcus ventriculi et duodeni, chronischer Cholezystitis und Enterokolitis sowie bei chronischer Nephritis, bei Hydrozele, Metritis, ebenso bei akuter und chronischer Arthritis, Osteochondrose (inkl. Morbus Scheuermann) sowie bei Knochenfisteln und besonders bei Hauterkrankungen wie schuppenden und juckenden Ekzemen mit Fissuren, bei Impetigo, Psoriasis, Lupus erythematodes, Akne juvenilis, rezidivierender Urtikaria und bei Nachtschweißen, durch welche die Wäsche gelb gefärbt wird. Charakteristisch für Tuberculinum ist die Vikariation zwischen Rheuma und Hautkrankheiten, überhaupt ein Wechsel verschiedener Phasen. Kontraindikationen für dieses Nosodenpräparat sind (insbesondere für tiefere Potenzen): aktive Tuberkulosen, auch solche extrapulmonaler Art, febrile „Tu-

Alphabetische Präparatelisten

berkuliniker" (s.o.!), Tuberkulose-Kachexie, die gegebenen-
falls afebril verlaufen kann(!).
Ausgangssubstanz: Gereinigtes Tuberculinum.
Herstellungsvorschrift/Verdünnungsvorschrift: 44/1:9

Typhoidinum-Injeel und forte
siehe Salmonella typhi-Injeel und forte

Ulcus ventriculi-Nosode-Injeel D10, D30, D200
Die Anwendungsgebiete gemäß *Homoeopathia antihomo-*
toxica von Reckeweg: Chronische und chronisch rezidivie-
rende Magengeschwüre (gleichgültig, ob Super-, Sub- oder
Anazidität besteht). Auch bei Präkanzerose.
Ausgangssubstanz: Operativ gewonnene Ulcus-ventriculi-
Schleimhaut.
Herstellungsvorschrift/Verdünnungsvorschrift: 43/1:10

Vaccininum-Injeel D20, D30, D200
Die Anwendungsgebiete gemäß der Aufbereitungsmono-
graphie Vaccininum-Nosode entsprechen dem homöopathi-
schen Arzneimittelbild. Dazu gehören: Folgen von Pocken-
impfungen. Entzündliche Hautkrankheiten. Kopfschmerzen.
Bezeichnung: Variola
Enthalten in: Psorinoheel N
Ausgangssubstanz: Lancy Vacina Sec, Pockenschutzimpfstoff
Herstellungsvorschrift/Verdünnungsvorschrift: Sondervorschrift

2. Homöopathisierte Allopathika

Folgende homöopathisierte Allopathika stehen zur Verfügung und können von der Firma Biologische Heilmittel Heel GmbH angefordert werden:

Acetylsalicylsäure-Injeel
Acidum acetylosalicylicum-Injeel
(siehe Acetylsalicylsäure-Injeel)
Apomorphinum hydrochloricum-Injeel
Chloramphenicol-Injeel
Doxycyclin-Injeel
Erythromycin-Injeel
Gamma-Globulin-Injeel
Penicillin-Injeel
Penicillin-Injeel forte
Streptomycin-Injeel
Sulfonamid-Injeel forte
Tetracyclin-Injeel forte

XV. Literaturverzeichnis

(1) Alam M. A case of sterility. The Homeopathic Heritage 1993

(2) Allen HC. Nosoden. 2. Auflage. Hohenschäftlarn: Barthel & Barthel 1992

(3) Beisch K, Bloess D. Ein Wirksamkeitsnachweis homöopathischer Medikamente am Beispiel der Nosoden. Uelzen: Medizinisch-literarische Verlagsgesellschaft 1979

(4) Bolling D. Allergie – eine Entgleisung der Abwehrsysteme und biologische Therapie. Biol Med 1993; 22(4): 202–8

(5) Bolling D. Stellenwert der Nosoden und Suis-Organpräparate in der Immunologie. Biol Med 1992; 21(2): 114–21

(6) Bolling D. Stoffwechselstörungen im Alter und die Bedeutung einer antihomotoxischen Therapie. Biol Med 1991; 20(1): 427–38

(7) Borschel G. Beitrag zur Therapie mit potenzierten Impfstoffen in der Veterinärmedizin. Zeitschrift für Ganzheitliche Tiermedizin 1995; 10(2): 47–48

(8) Bruns J. Umwelt-Allergie-Immunantwort. Biol Med 1993; 22(2): 85–93

(9) Buchwald G. Nützt impfen? – Schützt impfen? – Schadet impfen? Deutsches Journal für Homöopathie 1992; (2): 125–60

(10) Clados A. Neue Perspektiven der Medizin durch EAV nach Voll. HP Journal 1990; (6): 45–50

(11) Cornelius P. Nosoden und Begleittherapie. München: Pflaum 1990

(12) Coulter HL. Homeopathic Science + Modern Medicine. 1. Auflage. Berkeley: North Atlantic Books 1980

(13) Danner K. Übertragung spongiformer Enzephalopathien durch Arzneimittel. Pharm Ind 1991; 53(7): 616

(14) Das S. Ohne Inweltentgiftung keine ganzheitliche Therapie. Regensburg: Johannes Sonntag 1989

(15) Day CEI. Clinical trials in bovine mastitis. Use of nosodes for prevention. Brit Hom J 1986; 75(1): 1–5

(16) Day CEI. Isopathic prevention of kennel cough – is vaccination justified? Int J Homoeopathy 1987; 2(1) 45–50

(17) Dewey WA. Homöopathie in Frage und Antwort. Teil 1: Materia Medica. Hohenschäftlarn: Barthel & Barthel 1986

(18) Dewey WA. Homöopathische Grundlagen in Frage und Antwort. 6. Auflage. Heidelberg: Karl F. Haug 1987

(19) Erdmann G, et al. Impfprobleme bei allergischen Kindern. Allergologie 1987; 10(2): 56–9

(20) Fonk J. Infektionsprophylaxe mit Nosoden. Panta 1991; 2(1):15–6

(21) Frase W. Erkrankungen der Atmungsorgane durch Schadstoffbelastungen der Luft und deren Behandlungsmöglichkeiten. Biol Med 1993; 22(3): 136–41

(22) Friese KH. Homöopathische Behandlung von HNO-Krankheiten. 6. Folge: Allergien. Ärztezeitschrift für Naturheilverfahren 1990; 31(10)

(23) Ganesch R. Paediatrie prescribing – the scope of antimiasmatic drugs. Indian J Hom Med 1992; 27(4)

(24) Ganzer B. Homöopathie als Ergänzung der modernen Medizin. PZ 1988; 133(48): 26–8:

(25) Gratz H. Biologische Therapie bei feliner infektiöser Peritonitis (FIP). Biol Tiermed 1994; 11(1): 57–62

(26) Gratz H. Erfahrungen mit Nosoden in der Kleintierpraxis. Biol Tiermed 1987; 4(1): 14–7

(27) Ingelheim F-A Graf von. Antihomotoxische Behandlungsmöglichkeiten bei Schadstoffbelastungen der Atmungsorgane. Biol Med 1993; 22(1): 17–23

(28) Julian O. Materia Medica der Nosoden. 5. Auflage. Heidelberg: Karl F. Haug 1983

(29) Kirsch M. Steigerung der körpereigenen Abwehrkräfte und Immunstimulation durch Mesenchymentschlackung. Biol Med 1987; 16(3): 443–50

(30) Kleinstoll D. Notwendigkeit einer antihomotoxischen Therapie bei Leber-, Galle-, Pankreas-Umweltbelastungen. Biol Med 1993; 22(5): 257–62

(31) Kohnert B. Wie sicher sind homöopathische Nosodenzubereitungen im Bezug auf die Übertragung von HI-Viren? Biol Med 1993; 22(6): 339–40

(32) Küstermann K. Antihomotoxische Therapie des Gastro-Intestinaltraktes bei Nahrungsmittelallergien. Biol Med 1993; 22(2): 80–4

(33) Laschinski K. Schädigung des Intestinums durch Umwelt-noxen. Biol Med 1992; 21(6): 405–9

(34) Lau W, et al. Mykosen – ganzheitliche Therapie mit Auto-nosoden und Bioenergetika. Naturheilpraxis 1992; 45(4): 352–6

(35) Lechner J. Quecksilberbelastung, Strommessung und Noso-dentherapie – eine kritische Gegenüberstellung. Deutsche Zeit-schrift für Biologische Zahnmedizin 1992; 8(1): 8–14

(36) May T, Reinhart E. Feldversuch zur Bestandsbehandlung bei erhöhten Milchzellzahlen mit Nosoden. Biol Tiermed 1993; 10(1): 4–12

(37) Metelmann H, Zenner S, Sonntag HG. Herstellung, Qualität und therapeutischer Einsatz von Nosodenpräparaten. Biol Med 1988; 17(5): 217–24

(38) Noeske HD. Viruskrankheiten und Homotoxikologie. Biol Med 1981; 10(5): 571–79

(39) Osdoit P. Clinical insights into nosodes in dogs. Dynamis 1994; (3): 5–6

(40) Pfeiffer H. Impfungen und Homöopathie. Therapeutikon 1992; 6(6): 260–71

(41) Potrafki B. Erkrankungen durch Umwelteinflüsse. Biol Med 1993; 22(1): 11–6

(42) Reichert P. Therapie von Augenmuskellähmung, Doppelt-sehen und Tinnitus durch zahnärztliche Maßnahmen. Deutsche Zeitschrift für Biologische Zahnmedizin 1990; 6(2): 75–6

(43) Reiß G. Umweltschadstoffe und Krankheiten. Biol Med 1993; 22(2): 76–9

(44) Resch G, Gutmann V. Wissenschaftliche Grundlagen der Homöopathie. Hohenschäftlarn: Barthel & Barthel 1986

(45) Ricken KH. Die Bedeutung der Immunstimulation im Gesamtkonzept der antihomotoxischen Therapie. Biol Med 1990; 19(4): 232–5

(46) Ricken KH. Homöopathie und Homotoxikologie – Indika-tionen und Grenzen einer Regulationstherapie. Biol Med 1992; 21(5): 350–61

(47) Ricken KH. Therapie mit Biotherapeutika-Antihomotoxika-Heel – Eine Einführung in die Homotoxikologie und antihomotoxische Therapie. Biol Med 1992; 21(5): 350–61

(48) Ricken KH. Umwelt und Immunsystem. Biol Med 1992; 21(6): 399–404

(49) Ricken KH. Free-Radical Disease – ein modernes Krankheitsbild? Biol Med 1992; 21(1): 41–3

(50) Rippere V. Allergien, Ursachen, Testmethoden, Heilerfolge. Hamburg: Rowohlt 1985

(51) Römer R. Materia Medica Pyrogenium und Sepsis. Classical Homoeopathy Quarterly 1988; 1(1): 13–9

(52) Roy R. Die homöopathische Impfung. 2. Auflage. Murnau: Lage und Roy 1994

(53) Sarkisyanz H. Tier- und menschenpathogene Erreger in der Elektroakupunktur nach Voll (EAV), ihre Erkennung und Behandlung. Zeitschrift für Ganzheitliche Tiermedizin 1992; (7): 2–6

(54) Schirmohammadi R. Naturheilkundliche Behandlung allergischer Erkrankungen wie Heuschnupfen, Asthma bronchiale und Neurodermitis. Gießen: Pascoe 1993

(55) Schleicher P. Behandlung chronischer Krankheiten mit immunstimulativ aktiven Substanzen. Naturheilpraxis 1987; 40(7): 784–96

(56) Schmid P. Homöopathische Malariaprophylaxe – Cavete! Journal Suisse de Pharmacie 1994; 132(14): 349

(57) Schmidt W. Erfahrungen, die sich aus der Behandlung mit Coxsackie-Virus-Nosoden A9 und B4 ergeben. Biol Med 1979; 8(5): 474–9

(58) Smrz P. Umweltbelastungen der Stoffwechselorgane und deren Behandlungen. Biol Med 1993; 22(1): 24–9

(59) Stickl HA. Impfungen in der Praxis. 2. Auflage. München: Marseille 1991

(60) Stock W, Metelmann H. Herstellung homöopathischer Arzneimittel. PTA in der Apotheke 1990; 19(9): 449–56

(61) Stock W, Metelmann H. Homöopathie – Ein aktueller Beitrag zur biologischen Therapie. Frankfurt: Umschau 1985

(62) Tobin S. Schutzimpfungen aus ganzheitlich-medizinischer Sicht. Bericht des 3. Internationalen Kongresses für Veterinärhomöopathie der IAVH 1992; 388–99

(63) Vill H. Die Behandlung gynäkologischer Erkrankungen in der BFD mit Nosoden und Organmitteln. EHK 1985; (10): 750–3

(64) Voll R. Medikamententestung, Nosodentherapie und Mesenchymentschlackung beziehungsweise Mesenchymreaktivierung. Uelzen: Medizinisch-literarische Verlagsgesellschaft 1965

(65) Weiss U. Eigenblutnosoden bei Allergien und chronischen Infekten. Therapeutikon 1989; 3(5): 29–3

(66) Weiss U. Nosoden als isopathische und homöopathische Heilmittel. Deutsche Apotheker Zeitung 1990; 130(28): 1573–6

(67) Werthmann K. Nosodenbehandlung der Nasennebenhöhlenaffektion und ihrer Folgekrankheiten bei Kindern. Biol Med 1983; 12(5): 489–91

(68) Werthmann K. Therapeutischer Einsatz von Nosodenpräparaten – Eine Anwendungsbeobachtung. Biol Med 1990; 19(5): 299–305

(69) Westerhuis A. Skin problems in dogs and cats – challenging cases. Dynamis 1994; (5): 19–23

(70) Zoubek A. Moderne Naturheilkunde. 1. Auflage. Düsseldorf, Wien: Econ 1985

XVI. Stichwortverzeichnis

A

Allergie   31, 33, 50
 - Impf-   50
 - Nahrungsmittel-   50
Arndt-Schulzsches Gesetz   10
Asthma   52, 69
Austestung   37, 45
Auto-Sanguis-Stufentherapie   19, 34, 60, 68, 69

B

BSE   55

C

Colitis ulcerosa   59, 62, 65

D

Diathesen   33, 51
Dosierungshinweise   33 ff

E

EAP, siehe Elektroakupunkturtestung nach Voll
EAV, siehe Elektroakupunkturtestung nach Voll
Eigenbluttherapie   16
 - perorale   17, 64
 - Gegensensibilisierung   61
Eigenharntherapie   19
Elektroakupunkturtestung nach Voll   7, 37 ff, 45
Erb-Nosoden   21, 32

G

Gewebenosoden 20

H

Herdbelastung
- tonsillenbedingte 68
- sinugenbedingte 69

Herstellungsvorschriften 22, 54

Hetero-Nosoden 20

Hippokrates 10

Hochpotenzen 33, 71

I

Impfschaden
- Verdacht auf 66
- Pockenschutz- 47 f

Impfstoff-Nosoden 20 f

Impfung 27, 47
- homöopathische 50
- vorbeugende 10, 12
- Pockenschutz 10
- durch Nosoden 27, 50 f
- veterinärmedizinisch 46

Inkretnosoden 20

K

Kasuistiken 59

Kinderdosierung 34

M

Malariatherapie, homöopathische 51

Meridiane 37, 39

Mikrobiologische Therapie 63

N

Nosoden
- bakterielle 20 f, 38
- virale 20 f, 38

P
Paracelsus 9
Pockenschutzimpfung 10, 48
Pockenschutzimpfschäden 47
Psychosomatose 65

Q
Qualitätssicherung 25

R
Rheumatoid, parainfektiöses 59

S
Schutzimpfung 47
Sekretnosoden 20
Sinusitis, chronische 59, 69
Sterilitätsvorschriften 24
Stoffwechselstörungen 70
Streptokokken-Angina, rezidivierende 63

T
Tonsillitis
  - chronisch-rezidivierende 68
  - gehäufte Anfälligkeit 59

V
Verdünnungen 10, 23, 24 f, 54 f
Veterinärmedizinische Aspekte 45

W
Wirkungsmechanismus 27